SPRINGER-VERLAG / BERLIN · GÖTTINGEN · HEIDELBERG

Hefte ur Unfallheilkunde

Beihefte zur „Monatsschrift für Unfallheilkunde und Versicherungsmedizin". Herausgegeben von Prof. Dr. A. Hübner, Berlin.

Heft 45: **Bericht über die Unfallchirurgische Tagung am 12. und 13. Januar 1952 in Stuttgart.** Herausgegeben vom Landesverband Südwestdeutschland der gewerblichen Berufsgenossenschaften in Mannheim. Mit 47 Abbildungen. IV, 146 Seiten Gr.-8°. 1953. DM 22,—

Heft 46: **Berichte über die in den Jahren 1926—1950 im Wiener Unfallkrankenhaus erzielten Behandlungsergebnisse.** Von Professor Dr. Lorenz Böhler, Leiter des Unfallkrankenhauses, Wien. Dr. Jörg Böhler, Dr. Baldo Leitner, Dr. Emanuel Trojan. Mit 234 Abbildungen und 47 Tabellen. IV, 209 Seiten Gr.-8°. 1953. DM 33,—

Heft 47: **Verhandlungen der Deutschen Gesellschaft für Unfallheilkunde, Versicherungs- und Versorgungsmedizin. XVII. Tagung am 21. und 22. Mai 1953 in Bad Neuenahr.** Im Auftrage des Vorstandes herausgegeben von Professor Dr. H. Bürkle de la Camp, Bochum. Mit 67 Abbildungen. IV, 259 Seiten Gr.-8°. 1954. DM 32,—

Heft 48: **Verhandlungen der Deutschen Gesellschaft für Unfallheilkunde, Versicherungs- und Versorgungsmedizin. XVIII. Tagung am 8. und 4. Juni 1954 in Stuttgart.** Im Auftrage des Vorstandes herausgegeben von Professor Dr. H. Bürkle de la Camp, Bochum. Mit 119 Abbildungen im Text und auf einer farbigen Tafel. VII, 279 Seiten Gr.-8°. 1955. DM 35,20

Heft 49: **Die Chirurgie des Sägeunfalles.** Klinische, arbeitsphysiologische und versicherungsrechtliche Untersuchungen. Von Professor Dr. Kurt Stucke, Oberarzt der Chirurgischen Universitätsklinik, Würzburg, und Dr. Helmut Bayreuther, Assistent der Universitäts-Nervenklinik, Göttingen. Mit 53 Abbildungen und 29 Tabellen. IV, 73 Seiten Gr.-8°. 1955. DM 12,20

Heft 50: **Knochenerkrankungen und -Geschwülste in der Begutachtung.** Von Professor Dr. Hans Hellner, Direktor der Chirurgischen Universitätsklinik, Göttingen. Mit 87 Abbildungen. VI, 93 Seiten Gr.-8°. 1955. DM 15,40

Heft 51: **Der heutige Stand der Lehre vom Sudeck-Syndrom.** Von Professor Dr. med. habil. Carl Blumensaat, Chefarzt des Knappschaftskrankenhauses Bottrop (Westfalen). Mit 25 Abbildungen. VIII, 225 Seiten Gr.-8°. 1956. DM 29,60

Heft 52: **Verhandlungen der Deutschen Gesellschaft für Unfallheilkunde, Versicherungs- und Versorgungsmedizin. XIX. Tagung am 26. und 27. Mai 1955 in Goslar.** Im Auftrage des Vorstandes herausgegeben von Professor Dr. R. Herget, Essen. Mit 62 Abbildungen im Text. IV, 239 Seiten Gr.-8°. 1956. DM 30,—

Die Abonnenten der „Monatsschrift für Unfallheilkunde" erhalten die „Hefte zur Unfallheilkunde" zu einem gegenüber dem Ladenpreis um 20% ermäßigten Vorzugspreis.

HEFTE ZUR UNFALLHEILKUNDE

BEIHEFTE ZUR „MONATSSCHRIFT FÜR UNFALLHEILKUNDE
UND VERSICHERUNGSMEDIZIN"

HERAUSGEGEBEN VON PROF. DR. A. HÜBNER, BERLIN

HEFT 53

DIE
SPANPLASTIK NACH PHEMISTER

THEORETISCHE GRUNDLAGEN, INDIKATION, TECHNIK
UND ERGEBNISSE

VON

DR. MED. KARL BLANKE

PRIVATDOZENT FÜR CHIRURGIE AN DER UNIVERSITÄT MARBURG
LEITENDER ARZT DER CHIRURGISCHEN ABTEILUNG DER DIAKONISSENANSTALT BREMEN

MIT EINEM GELEITWORT VON

PROF. DR. MED. R. ZENKER

MARBURG/LAHN

MIT 26 ABBILDUNGEN

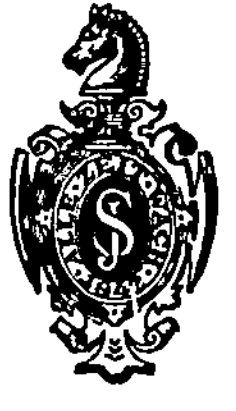

1956

SPRINGER - VERLAG / BERLIN · GÖTTINGEN · HEIDELBERG

ISBN-13: 978-3-540-02049-3   e-ISBN-13: 978-3-642-86365-3
DOI: 10.1007/978-3-642-86365-3

Geleitwort

In der vorliegenden Arbeit stellt KARL BLANKE die theoretischen Grundlagen, die Indikation, die Technik und die Ergebnisse der Spanplastik nach PHEMISTER dar.

In einem *theoretischen Teil* wird zunächst der Einfluß der Osteoblastenlehre und der Metaplasielehre auf die Hypothesen der Pseudarthrosenentstehung dargestellt und der damit zusammenhängende historische Wandel in der Technik der Pseudarthrosenbehandlung aufgezeigt. Es wird hervorgehoben, daß heute die Frage nicht mehr lautet, welche Schicht des Knochens die präexistierenden Osteoblasten enthält, sondern unter welchen Bedingungen sich aus einem Pseudarthrosenbindegewebe Osteoblasten differenzieren.

Der *experimentelle Teil* gibt eine Übersicht über die bisherigen Untersuchungen mit radioaktiven Stoffen am Knochen zur Aufklärung der Callusbildung. Im Anschluß daran werden die Ergebnisse eigener experimenteller Untersuchungen geschildert, die mit radioaktiven Substanzen in einer der Spananlagerung nach PHEMISTER ähnlichen Versuchsanordnung gewonnen wurden. Danach hat jedes Callusgewebe eine besondere Affinität zu radioaktivem Phosphor. Die Konzentration der Radiumstrahlung läßt einen Schluß auf die Stärke der Knochenregeneration zu. Der radioaktive Phosphor aus dem Spantransplantat erreicht den Callus vorwiegend auf dem Blutwege und nicht durch direkte Diffusion. Aus den Experimenten mit radioaktivem Phosphor konnten Hinweise auf die callusbildende Fähigkeit des Transplantates bei der Phemister-Spanplastik gewonnen werden.

Der *klinische Teil* enthält die Technik und die Ergebnisse der Spananlagerung nach PHEMISTER zur Behandlung von verzögerten Knochenbruchheilungen und Pseudarthrosen und zur Arthrodese bei verschiedenen Gelenkerkrankungen.

Die Arbeit von BLANKE wird jeden Chirurgen und Orthopäden interessieren, der sich mit der Behandlung von Frakturen, Pseudarthrosen und Schlottergelenken zu beschäftigen hat. Sie wird dazu beitragen, die einfache und vorzüglich bewährte Methode der Spanplastik nach PHEMISTER weiten Kreisen in der Chirurgie bekannt zu machen.

R. ZENKER, Marburg

Vorwort

Die Spananlagerung nach PHEMISTER hat viele Probleme aufgeworfen, die nicht nur klinisch sondern auch experimentell eine Klärung verlangten.

Die eigenen Experimente mit radioaktivem Phosphor sollten zeigen, ob auch biologische Kräfte die mechanischen Gegebenheiten der Spananlagerung bei der knöchernen Heilung von Frakturen und Pseudarthrosen unterstützen.

Schließlich war es dann wertvoll, die Anwendungsmöglichkeiten und Ergebnisse der PHEMISTER-Plastik, die sich in der ganzen Welt immer mehr durchsetzt, zusammenfassend auf Grund eigener Beobachtungen darzustellen.

Bremen, im März 1956

KARL BLANKE

Inhaltsverzeichnis

A. Allgemeiner Teil

1. Die Spananlagerung bei Pseudarthrosen als Modellfall

Die Spanplastik nach PHEMISTER eignet sich sowohl zur operativen
Behandlung einer verzögerten Knochenbruchheilung (BLANKE, J., und L.
BÖHLER, ENDER), wie auch zur Pseudarthrosentherapie (PHEMISTER,
GEISSENDÖRFER, BÜRKLE DE LA CAMP etc.) und zur operativen Verstei-
fung von Gelenken ohne Gelenkresektion (BLANKE). Da die Pseudarthrosen
bezüglich ihrer knöchernen Heilung nach Spantransplantationen eine Mit-
telstellung zwischen der verzögerten Frakturheilung und den echten Gelenken einnehmen, haben wir sie zum Modellfall unserer experimentellen
und theoretischen Untersuchungen gewählt. Es scheint uns erlaubt, von
diesem Modellfall ausgehend Rückschlüsse auf die knöcherne Konsolidierung verzögert heilender Frakturen und von Gelenken zu ziehen. Dies
war deswegen möglich, weil in allen Fällen das Prinzip der Spananlagerung in der Schaffung eines „fest verspannten Kollagenmaschennetzes"
(ALTMANN) durch die Implantate liegt, wobei gleichzeitig der Knochen
unter funktionellem Druck ruhiggestellt wird.

2. Der Einfluß der Osteoblastenlehre
auf die Erklärung der Pseudarthrosenentstehung
und auf die operative Behandlung der Pseudarthrosen

Es muß uns auffallen, wie wenig in allen bedeutsamen Referaten und
Arbeiten der letzten 25 Jahre über das Problem der Pseudarthrose
(GULEKE, v. REDWITZ, MAGNUS, DUBOIS, FEHR, WITT u. a.) zu den theoretischen Vorstellungen über die knöcherne Heilung der Falschgelenke
Stellung genommen wurde. Einerseits beschäftigte man sich vorwiegend
mit den Ursachen der Pseudarthrosenbildungen nach Frakturen und auf
der anderen Seite richtete sich das Hauptinteresse auf die Transplantatforschung, die ihrerseits sich wiederum nicht so sehr auf das Transplantatbett als vielmehr auf das Transplantat selbst konzentrierte. Hier lag
die Erforschung der Einheilungsvorgänge und die der Einheilungsvoraus-
setzungen und -bedingungen im Vordergrund.

Alle diese Forschungen standen und stehen zum Teil heute noch unter
dem Einfluß der Arbeiten LEXERS, der in allen seinen Veröffentlichungen
von den vorgebildeten Osteoblasten als Grundlage jeder Knochenbruchheilung oder Knochenregeneration ausging. Diese Lehre von den präexistierenden Osteoblasten gipfelt in dem Satz: „Omnis cellula e cellula
eiusdem generis." Das will besagen, daß Knochen nur von bestimmten
vorgebildeten lebenden Knochenzellen, d. h. präexistierenden Osteoblasten gebildet werden kann.

Diese Vorstellung über die Knochenregeneration war und ist z. T. noch heute Allgemeingut vieler Chirurgen und Orthopäden.

Nicht einig war man sich eigentlich nur über den Ort, d. h. in welcher Schicht des Knochens die präexistierenden Osteoblasten liegen sollen.

Die Vorstellungen OLLIERS, LEXERS, HEINES und ihrer Schulen über die Schicht, von der die Knochenregeneration ausgehen soll, sind am besten in den 8 Leitsätzen zusammengefaßt, die VOGELER aus der von der Pariser Akademie 1837 preisgekrönten Arbeit HEINES zusammengestellt hat (v. REDWITZ):

1. Das Periost spielt die Hauptrolle bei der Vernarbung der Knochen.
2. Welche auch immer die Verletzung des Knochengewebes ist, das Periost bestreitet zum größten Teil die Hervorbringung der knöchernen Masse, die den Substanzverlust deckt.
3. Das Periost ist imstande, einen neuen Knochen vollkommen herzustellen und ersetzt den ursprünglichen.
4. Die Markhaut nimmt ebenfalls an der Knochenbildung teil, aber in geringerem Grade und nur insoweit, als sie mehr oder weniger verletzt oder bloßgelegt ist.
5. Die vasculo-membranösen Verlängerungen des Periosts und der Markhaut, die in das Knochengewebe eindringen, nehmen ebenfalls an der Vernarbung des Knochens und an der Bildung des Callus teil, aber in geringerem Grade als die Markhaut.
6. Das Knochengewebe selbst ohne die erwähnten vasculo-membranösen Verlängerungen nimmt an der Festigung der Frakturen keinen Anteil.
7. Die Weichteile haben nur sekundäre Bedeutung.
8. Schließlich ist das Blut, wie im übrigen tierischen Haushalt, sicherlich das Hauptprinzip der Vernarbung und der Knochenbildung, aber nur mittelbar.

Nach den Vorstellungen OLLIERS, LEXERS, v. SCHLOTHEIMS, HAMS, POCHHAMMERS und vieler anderer liegen die präexistierenden Osteoblasten (Osteocyten) vorwiegend in der Cambiumschicht der gesunden Knochenhaut sowohl jugendlicher als auch erwachsener Individuen.

v. BERGMANN, MURPHY, AXHAUSEN u. a. behaupten, daß das Periost des Erwachsenen nicht dauernd knochenbildungstätig, sondern nur knochenbildungsfähig sei. Sie nehmen an, daß die Knochenhaut zur Auslösung der regenerativen Tätigkeit der Osteoblasten eines spezifischen Reizes bedürfe, der von dem der Knochenhaut anhaftenden Knochen ausgeht.

LEXER machte sich diese Anschauung auch teilweise zu eigen, indem er schrieb, daß die Nekrose der transplantierten Corticalis im Periost die Tätigkeit der Knochenbildner auslöse. Ähnliche Vorstellungen hatten auch BARTH, MARCHAND, SULTAN und PHEMISTER. BIER und MARTIN waren der Meinung, daß das Periost nur dann „wahre Regenerate" des Knochens liefern kann, wenn es dem hormonartigen Einfluß funktionstüchtigen Markes ausgesetzt sei. BRUNS, CHIARI, MIYAUCHI, PFEIFFER u. a. vertraten die Auffassung, daß die Knochenregeneration vorwiegend von den spezifischen Zellen des Markes, des Markendostes und der Auskleidung der Haversschen Kanäle ausgeht.

Alle diese Vorstellungen über die Knochenregeneration bei unkomplizierten traumatischen Frakturen, Pseudarthrosen und autoplastischen Knochentransplantationen können wir folgendermaßen zusammenfassen:

Nur die präexistierenden Osteoblasten, gleichgültig aus welcher Schicht sie stammen, sind letzten Endes in der Lage, ein echtes Regenerat zu bilden.

Für die echte, posttraumatische, unkomplizierte, straffe oder schlaffe
Pseudarthrose, die hier als Lehrmodell zur Diskussion steht, zog LEXER
mit der ihm eigenen klaren und scharf umrissenen Formulierung dementsprechend folgenden Schluß:

„Die einmal entstandene Zwischennarbe ist nicht mehr umbildungsfähig. Sie
stellt als Endprodukt des zwischengewachsenen Bindegewebes dessen vollen Sieg
dar.“

Er unterstreicht diese Anschauung noch dadurch, daß er weiter sagt:

„Die im Narbengewebe eingebetteten atrophischen und periostlosen Knochenstümpfe haben jede knochenbildende Fähigkeit verloren.“

Die radikale Resektion der Pseudarthrosen unter Mitnahme der „atrophischen periostlosen Knochenstümpfe“ mit Eröffnung der oft verschlossenen Markhöhlen ist dementsprechend für viele Chirurgen bis heute eine
Selbstverständlichkeit geblieben (WITT, 1952).

Das Problem der operativen Pseudarthrosenbehandlung war bisher
also fast nur ein mechanisch-technisches. Es galt in erster Linie, operativ
ein Transplantatbett zu schaffen, das für das Periost des Transplantats
selbst ideale Einheilungsmöglichkeiten bot. Die Pseudarthrose mußte
radikal reseciert und das Periost eines möglichst großen autoplastischen
Transplantates mit dem Periost des Transplantatbettes in direkten Kontakt gebracht werden.

Diese Forderung bei der operativen Behandlung der gewöhnlichen
schlaffen oder straffen Pseudarthrose und der Defektpseudarthrose nach
unkomplizierten Frakturen der langen Röhrenknochen hat sich noch bis
in die neueste Zeit halten können.

3. Der Einfluß der Metaplasielehre auf die Erklärung der Pseudarthrosenentstehung und auf die operative Behandlung der Pseudarthrosen

Obwohl seit langer Zeit bekannt ist, daß Knochen durch indirekte
Metaplasie unabhängig von präexistierenden Osteoblasten in der Sklera,
in der Chorioidea, in der harten und weichen Hirnhaut, in Arterien, im
Endokard, in den serösen Häuten, in den Lungen, in den Lymphknoten
und Tonsillen, in Muskeln, Nieren, Nebennieren, Ovarien, Hoden, Neben-
hoden, Magen, Leber, Tuben, strumösen Schilddrüsen und in Haut-
narben (BORST) entstehen kann, hat man bis heute praktisch keinen
Zusammenhang zwischen dieser Metaplasie und der Pseudarthrosenbildung und -heilung hergestellt.

PETROW, MURPHY und ALBEE gehören um 1912/13 zu den ersten,
die die Bedeutung der indirekten Metaplasie bei der Knochenregeneration, allerdings ohne Beziehung zur Pseudarthrosenheilung, erkannten.
Sie lehnten eine wesentliche osteogenetische Fähigkeit des Transplan-
tatperiosts ab und schrieben diese Fähigkeit dem jungen, in die Knochen-
und Weichteilzwischenräume einwachsenden Bindegewebe zu, dessen
Zellen schließlich zu Knochenzellen metaplasieren sollen.

Obwohl BARTH, LERICHE, POLICARD, MARCHAND, WERESCHINSKY
u. a. nachweisen konnten, daß die Zellen eines transplantierten Knochen-
stückes samt Periost und Mark regelmäßig fast vollständig absterben

und BANCROFT, BERG, KAUSCH, KORNEFF, LEWANDER, MACEVEN, MARTIN, PHEMISTER u. a. zeigen konnten, daß durch reine Corticalis-Transplantation ohne Mark und Periost auch eine Knochenregeneration möglich ist, zog man daraus bis in die neueste Zeit, zumindest für die operative Pseudarthrosenbehandlung, keine Konsequenzen. Auch die Tatsache, daß man in histologischen Schnitten (ROTH) von periostbedeckten autoplastischen Transplantaten keine Mitosen von Osteocyten findet, änderte nichts daran.

Auch die Untersuchungen von BAETZNER, BULL, CAMITZ, CHORMELY, STUCK, JOHANNSSON, LEWANDER, MAYER, MACEVEN, OBERDALHOFF, RIESS, TRUMODA, WEHNER u. a., die zeigten, daß frei transplantiertes Periost erwachsener Tiere im Weichteilgebiet keine Knochenneubildung hervorruft, brachte keine wesentliche Änderung der operativen Falschgelenktherapie.

Die Einführung der Fibula-Osteotomie nach BRANDT als Sperrknochenbeseitigung bei Schienbein-Pseudarthrosen mit ihrem meist guten Heilergebnis wurde ebenfalls nicht mit der indirekten Metaplasie von unspezifischem Bindegewebe zu Knochen in Zusammenhang gebracht, obwohl hierbei das Pseudarthrosengewebe selbst nicht operativ beseitigt wird.

BRANDT schreibt dazu, daß eine „Anfrischung oder weitgehende Resektion" einer Pseudarthrose nicht unbedingt die Voraussetzung für eine knöcherne Heilung des Falschgelenkes sei. Er betrachtet jede Pseudarthrose als ein mechanisch-funktionelles Problem. Die Voraussetzung für eine Heilung der Falschgelenke sieht er in der „Ausschaltung jeder Fehlfunktion und Fehlstellung" und noch nicht in der Möglichkeit der Metaplasie von pluripotentem Bindegewebe durch Induktion zu Knochen.

Die guten Ergebnisse der Doppeldrahtdruckosteosynthese nach WUSTMANN und GREIFENSTEINER bei lange Zeit bestehenden Falschgelenken wurden auch nicht im Lichte der Metaplasielehre gesehen. Da mit Hilfe des Doppelspannbügels die beiden „atrophischen und periostlosen Knochenstümpfe" gegeneinander gepreßt werden, und diese Kompression durch den natürlichen Muskelzug rhythmisch gesteigert und abgeschwächt wird, erklärt man die knöcherne Heilung der Pseudarthrose nach den Untersuchungen von DUBOIS, JORES und vor allem von KROMPECHER als eine Callusbildung unter Druck, die über ein knorpeliges Vorstadium verlaufen soll. Die Frage einer Induktion der „Zwischennarbe" zur Knochenbildung durch die maximale Annäherung der Pseudarthrosenstümpfe aneinander wurde nicht in Betracht gezogen.

Ähnlich verhält es sich mit der theoretischen Beurteilung der Wirkung der Doppelnagelung der Schenkelhalspseudarthrose nach K. H. BAUER, wobei durch 2 lange Smith-Petersen-Nägel, die vom Trochantermassiv durch die Pseudarthrose bis ins Becken eingeschlagen werden, das pseudarthrotische Gewebe unverändert belassen, aber vollständig ruhig gestellt wird; obwohl man weiß, daß am Schenkelhals „die periostbedeckten Abschnitte so gut wie keine Neigung zur Callusbildung zeigen" (PAUWELS), ging man auch bei der Behandlung von Schenkelhalspseudarthrosen nach K. H. BAUER in erster Linie von der Beseitigung der Scher- und Zugkräfte durch die Doppelnagelung aus.

PAUWELS selbst erklärt die bekannten ausgezeichneten Erfolge seiner subtrochanteren Osteotomie nach dem Rouxschen Gesetz, daß funktionelle Druckbeanspruchung die knöcherne Callusbildung fördert. Er entnimmt deswegen bei der Schenkelhalspseudarthrose subtrochanter einen Knochenkeil, der seine Basis lateral hat. Damit werden alle Scher- und Schubkräfte im Bereich des Falschgelenkes beseitigt. Übrig bleibt nur noch eine „wirksame Druckspannung von periodisch wechselnder Größe (Muskelzug), frei von verschiebenden Spannungen", die PAUWELS entsprechend den Untersuchungen von DUBOIS, JORES und KROMPECHER nach dem Rouxschen Gesetz für die knöcherne Heilung der Schenkelhalsfrakturen und -Pseudarthrosen verantwortlich macht.

AXHAUSEN hat ebenfalls seine subperiostale Einspananlagerung bei Unterkieferpseudarthrosen nur im Sinne der Osteoblastenlehre gedeutet, obwohl hierbei, allerdings in erster Linie unter dem Gesichtspunkt der Infektionsverhütung, die Pseudarthrose unverändert belassen wurde und das Transplantatperiost nicht durch Naht mit dem Periost des Transplantatbettes vereinigt oder in direkten Kontakt gebracht wurde.

Auch die interessante Beobachtung EPSTEINS, daß Falschgelenke unter dem Einfluß der Nekrose von transplantierten, über die Pseudarthrose gelegten gestielten Hautlappen heilten, gab kaum zu theoretischen Erörterungen über die Pseudarthrosenspontanheilung durch Nekrohormone (BIER) und Metaplasie Anlaß.

Die Untersuchungen von ALTMANN, der zeigen konnte, daß der erste Beginn der Osteogenese nach einer Spantransplantation an den Stellen erfolgt, die durch ein „fest verspanntes Kollagenmaschennetz" vor mechanischer Beanspruchung geschützt werden, wurden für die operative Pseudarthrosentherapie nicht ausgewertet.

Man darf wohl sagen, daß es schließlich in der Hauptsache 2 Ereignisse waren, die den Glauben an die alleinige osteogenetische Kraft des Periosts, des Endosts, der Auskleidung der Haversschen Kanäle und des Markes zumindest problematisch machten.

Erstens waren es die Untersuchungen von LEWANDER und ANNERSTEN u. a. in den 40er Jahren, die durch Injektion eines alkoholischen Knochenextraktes in die Muskulatur Knochen erzeugen konnten und damit die an sich lange bekannte metaplastische Knochenneubildung wieder erneut zur Diskussion stellten.

Zweitens ging der „Angriff" gegen die osteogenetische Kraft vorwiegend des Periosts um etwa dieselbe Zeit von der Transplantatforschung aus. Hier spielt die Entwicklung der „Knochenbank" durch INGLAN, BUSH u. GARBER u. a. eine Hauptrolle. Auf Grund der modernen Knochenkonservierungsmethoden, denen ROTH eine Monographie gewidmet hat, auf die wir Bezug nehmen, darf heute in Übereinstimmung mit den histologischen Untersuchungen von SCHINK an Auto-Re-Implantaten folgendes als gesichert angesehen werden:

1. Frische autoplastische, periostbedeckte Transplantate verfallen weitgehend wie regelrecht kältekonservierte homoioplastische, periostlose Späne der Nekrobiose und werden durch junges Knochengewebe vom Transplantatbett aus ersetzt.

2. Dieser Ersatz geht anfangs bei den kältekonservierten periostlosen, homoioplastischen Spänen etwas langsamer als bei den frischen, periostbedeckten oder
periostlosen autoplastischen Spänen vor sich, was nicht nur histologische Untersuchungen, sondern auch solche mit radioaktiven Isotopen beweisen (s. Kapitel B, 1).

Wie wenig alles aber geeignet war, die These von der Unfähigkeit des
Pseudarthrosengewebes zur Knochenbildung zu überwinden, das zeigen
u. a. die Ausführungen WITTS, der 1952, d. h. über 4 Jahre nach den ersten Veröffentlichungen PHEMISTERS über sein Verfahren und über 10 bis
12 Jahre nach den Untersuchungen von LEWANDER und ANNERSTEN und
der Entwicklung der Knochenbank durch INCLAN u. a. schrieb, daß der
erste Akt jeder Spantransplantationsoperation „die radikale Entfernung
der Pseudarthrose und die Herrichtung des Spanbettes" sei. Auch ROTH
ist noch 1952 der Meinung, daß das Narbengewebe bei der operativen
Behandlung von Falschgelenken an den langen Röhrenknochen entfernt
werden muß. Dies, obwohl die heutige Fragestellung nicht mehr lautet:
Wo liegen die präexistierenden Osteoblasten?, sondern: Unter welchen
Bedingungen differenzieren sich aus dem Pseudarthrosenblastem die Osteoblasten, die dann ihrerseits die Knochenregeneration bewerkstelligen?

Als ein entscheidender Markstein in der Geschichte der operativen
Pseudarthrosenbehandlung schlechthin darf deshalb die Veröffentlichung
der Ergebnisse der subperiostalen Doppelspananlagerung bei Pseudarthrosen der langen Röhrenknochen 1948 durch PHEMISTER angesehen
werden, nachdem er erstmalig 1947 auf dem internationalen Kongreß
für Chirurgie über dieses Verfahren berichtet hatte. PHEMISTER selbst,
der diese neue Technik weitgehend empirisch entwickelte, hat seinen
Veröffentlichungen keine ausführlicheren theoretischen Betrachtungen
beigegeben.

DUBOIS schreibt aber mit Recht, daß das Verfahren PHEMISTERS
geradezu eine experimentelle Bestätigung der induktorischen Neubildung
von Knochen im Sinne der indirekten Metaplasie, d. h. der Differenzierung von Osteoblasten aus dem Narbenblastem des Falschgelenkes
und seiner Umgebung darstelle.

4. Das Verfahren der subperiostalen Doppelspananlagerung
nach PHEMISTER

Viele Autoren (HAHN, LEXER, AXHAUSEN, KIRSCHNER, BRANDES,
MATTI, K. H. BAUER, BECK, BRANDT, KÜNTSCHER u. a.) haben versucht,
bei der Behandlung von Falschgelenken praktisch und theoretisch eine
Synthese zwischen mechanischen und biologischen Vorstellungen bei den
von ihnen angegebenen Methoden zu erreichen. Während diese Synthese
mit der Doppelbolzung K. H. BAUERS unter bestimmten Voraussetzungen am Schenkelhals und durch die subperiostale Spantransplantation
AXHAUSENS bei Unterkieferpseudarthrosen sowie durch die Küntscher-
Nagelung bei Falschgelenken am Oberschenkelschaft gelang, gab es bis
zur Einführung der Spananlagerung nach PHEMISTER für die Pseudarthrose der übrigen langen Röhrenknochen keine Methode, die diesen
Grundbedingungen voll entsprochen hätte. Einzig die 1884 von HAHN
angegebenen Wadenbeinanlagerungen bei traumatischen Schienbein-

defektpseudarthrosen, die später von BRANDES u. a. modifiziert wurde, kann an den langen Röhrenknochen als ein Vorläuferverfahren der Span- anlagerung nach PHEMISTER bezeichnet werden.

Das Grundsätzliche und Neue an der Methode PHEMISTERS liegt darin, daß man die Pseudarthrose selbst nicht operativ angeht. Während die Mehrzahl aller früheren Verfahren, auf den Untersuchungen vor allem LEXERS fußend, den Erfolg einer Pseudarthrosenoperation von einer exakten und ausgedehnten Anfrischung der Fragmente mit Resektion des Narbengewebes und Eröffnung der Markhöhlen abhängig machten, überläßt PHEMISTER alles dem osteogenetischen Reiz der angelagerten Späne.

Das operative Vorgehen selbst bei der Doppelspananlagerung ist ein- fach. Nach Freilegung der Pseudarthrose wird das Periost längs gespalten und rechts und links neben dem Falschgelenk eine Periosttasche gebildet, die zweckmäßigerweise den Pseudarthrosenspalt kranial- und caudal- wärts um etwa 4 Querfinger überragt. Dann werden 2 kräftige, nicht zu kurze autoplastische oder homöioplastische, frische oder konservierte, periostbedeckte oder periostlose Späne beiderseits subperiostal neben die Pseudarthrose gelagert. Periost-, Subcutan- und Hautnaht schließen den Eingriff ab. Daraufhin erfolgt die Ruhigstellung der entsprechenden Gliedmaße unter Einschluß der dem Falschgelenk benachbarten Gelenke durch Gipsverband für 3—4 Monate. Durch klinische und röntgenolo- gische Kontrollen wird der Zeitpunkt der Freigabe der operierten Glied- maße festgelegt.

B. Experimenteller Teil

1. Übersicht über die bisherigen Untersuchungen mit radioaktiven Stoffen am Knochen

Nachdem die unübersehbare Zahl histologischer Untersuchungen über Knochenbruchheilung und Knochenregeneration kaum mehr geeignet er- schienen, weitere Aufklärung zu bringen (DUBOIS, SCHINK), bemühte man sich mit radioaktiven Indikatoren, insbesondere Phosphor, Calcium und Strontium, um vor allem Stoffwechselvorgänge am unverletzten oder traumatisierten Knochen zu erforschen.

Bis auf mehr allgemein interessierende Knochenstoffwechselunter- suchungen an unverletzten Feten, Jungtieren und ausgewachsenen Ver- suchstieren (RUF) lag der Schwerpunkt bei der Erforschung der frischen Knochenregenerationsvorgänge und bei der Transplantatforschung, wäh- rend das Transplantatbett selbst im Hintergrund des Interesses stand. Das Hauptaugenmerk richtete sich wie bei den histologischen Unter- suchungen auf die Einheilungsvorgänge und -bedingungen des Trans- plantates, wobei man die Unterschiede bei Verwendung von Kalbs- knochen, Os purum — Os novum (ORELL), autoplastischem Knochen, reimplantiertem autoplastischem Gewebe, homöioplastischen Transplan- taten, sei es nun, daß diese ausgekocht, ausgeglüht, tiefgekühlt, gefroren, periostbedeckt oder aperiostal waren, studierte. Der Einfluß von Transplantaten, die mit radioaktiven Substanzen beschickt wurden, auf Pseudarthrosen- oder Callusgewebe selbst wurde dagegen niemals vergleichend untersucht.

Zu diesen Untersuchungen gaben nicht neue Pseudarthrosen-Operationen oder die Untersuchung von LEWANDER, ANNERSTEN, OBERDALHOFF, LACROIX u. a. Anregung, wie man hätte annehmen können, sondern vorwiegend die Entwicklung der Knochenkonservierung für die Knochenbank durch INCLAN, BUSH, u. a. Die Fragestellung lautete deswegen wie bei den früheren Transplantatforschungen: Wie heilt das Transplantat ein? Wird der überpflanzte Span lebend oder nur teilweise lebend eingebaut? Stirbt der Span ab oder von welcher Schicht des Transplantatbettes und des Lagerbindegewebes aus wird er ersetzt?

Auch die neueste Arbeit von LENTZ aus der Kieler Klinik, die nach Abschluß meiner Untersuchungen erschien, hat diese Fragestellung. Da LENTZ die Phemister-Span-Plastik in seine Untersuchung nicht miteinbezogen hat, ergeben sich hier auch keine neuen Gesichtspunkte über ihren Wirkungsmechanismus.

Diese Problemstellungen, die weitgehend Gedankengängen aus der Osteoblastenlehre entsprangen und im Hinblick auf biologische und mechanische Vorgänge hochinteressant waren, schienen auch geeignet, der Erforschung des Knochenstoffwechsels mit radioaktiven Stoffen recht wertvolle neue Erkenntnisse zu vermitteln. Auf alle diese Untersuchungen des Knochenstoffwechsels mit radioaktivem Phosphor und anderen Isotopen im einzelnen einzugehen, erübrigt sich, da diese in dem Sammelwerk von SCHWIEGK und in den Arbeiten von KIEHN, RUF, KARCHER und WOJTA vor kurzem zusammenfassend dargestellt wurden. Es soll nur auf Probleme eingegangen werden, die für die Biologie der Knochenregeneration, Knochenbruch- und Pseudarthrosenheilung und -Behandlung von Bedeutung erscheinen.

Hier erhebt sich zuerst die Frage, wie verteilt sich normalerweise radioaktiver Phosphor nach parenteraler Injektion beim im Endstadium der Wachstumsphase befindlichen jüngeren Kaninchen, da wir grundsätzlich nur die Tiere dieser Gruppe in unseren Versuchen verwendet haben. RUF hat gezeigt, daß sich beim ausgewachsenen jüngeren Kaninchen wesentlich weniger P^{32} im Oberschenkelknochen nach i. m. Injektion des radioaktiven Indikators ablagert, als in der Niere, der Leber, im Herzen oder in den Lungen. Von einer spezifischen Affinität des nicht traumatisierten Knochens und all seiner Schichten zu P^{32} beim ausgewachsenen gesunden, jüngeren Kaninchen kann also im Gegensatz zum Verhalten des Kaninchenfetus nicht gesprochen werden. Beim Kaninchenfetus ist diese ossale Affinität zu P^{32} allerdings entsprechend den excessiven Wachstumsvorgängen (biologischer Quotient) sehr ausgeprägt und scheint gewisse Schlüsse auf die Affinität von P^{32} zu regenerativ tätigem Knochengewebe zuzulassen, wie später dargelegt werden soll.

I. D. ABBOTH hat erst kürzlich in dem von E. SCHWIEGK redigierten Werk „Künstliche radioaktive Isotope in Physiologie, Diagnostik und Therapie" eine zusammenfassende Darstellung der Untersuchungen des Knochenstoffwechsels mit radioaktivem Phosphor, der uns des Vergleichs wegen am meisten interessiert, gegeben. So beschäftigte man sich vor der Einführung der „Knochenbank" vor allem mit jenen Stoffen, seien es Hormone, Vitamine, Mineralien u. a., denen eine fördernde Wirkung auf die Callusbildung und die Verknöcherung des Callus zugeschrieben wurde. MORGAREYDE u. MANLEY sowie SKINATORI u. MERGA untersuchten den Einfluß von Vitamin D-Gaben auf den Phosphorstoffwechsel. Sie konnten zeigen, daß bei ausgewachsenen Individuen nach Vitamin D-Medikation keine verstärkte P^{32}-Ablagerung im Knochen stattfindet, während sich durch Vitamin D diese Ablagerung im rachitischen oder stark wachsenden Knochen entsprechend den biologischen Quotienten des wachsenden Gewebes steigern ließ.

HEVESY, LEVI, REBLEE u. HAHN beschäftigten sich schon 1940—1941 mit dem Phosphor-, Calcium- und Strontium-Stoffwechsel während regenerativer Vorgänge am Knochen. Sie fanden, daß vor allem beim Beginn der Frakturheilung als Zeichen der gesteigerten Stoffwechsellage am Knochen ein reger Austausch von radioaktiven Stoffen zwischen intra- und extracellulärer Flüssigkeit stattfindet. Weiter wurden die Vorstellungen von LERICHE u. a. bestätigt, daß dem Knochen nicht nur die Bedeutung eines Gerüstes zukommt. Da der Knochen neben seinem Gehalt an Natrium, Magnesium, Phosphor und anderen Mineralstoffen 99% des Calciums des Gesamtkörpers (ROBINSON) enthält, so geht schon daraus hervor, daß der Knochen das wichtigste Organ des Mineralstoffwechsels darstellen muß. Bei feststehenden Beziehungen von P zu Ca (KARCHER) im Knochen ließen hier Untersuchungen der Feinststruktur des Knochens und seines Stoffwechsels mit radioaktiven Tracer-Substanzen bindende Feststellungen in Bezug auf den Einstrom von P^{32} oder Ca^{45} in die organische Matrix zu (ROBINSON).

ROBINSON stellte auf Grund seiner Untersuchungen die Hypothese auf, daß die Zementsubstanz im Gewebekomplex des Knochens (Gewebekomplex nach ROBINSON: 1. Zellabkömmlinge des Reticulums, 2. kollagene Fibrillen, 3. Zementsubstanz) die Rolle der organischen Matrix spielt, die in der Lage ist, kristalline Körper aufzunehmen. Die Zementsubstanz selbst besteht vorwiegend aus gelartigen Hexosen und kann auch nichtkristallines Ca, P, Na und Mg u. a. aufnehmen. Bei den Kristallen, die von der Zementsubstanz aufgenommen werden, handelt es sich um Hydroxylapatite.

Wie ROBINSON weiter mit radioaktiven Indikatoren zeigen konnte, trat nur in Anwesenheit von alkalischer Phosphatase und Vitamin D eine Einlagerung von Mineralien in die Zementsubstanz ein. In Analogie zu diesen Untersuchungen ROBINSONS fanden HODGE u. FALKENHAUSEN sowie NEUMANN u. RILEY, daß auch die oberflächlichste Schicht dieser Hydroxylapatitkristalle des toten, pulverisierten Knochens, die die Elementarbausteine des Hartgewebes des Knochens darstellen (KARCHER), noch in begrenzten Mengen PO_4 austauschen kann.

KIEHN und Mitarbeiter beschäftigten sich in mehreren grundlegenden Arbeiten mit Hilfe von intravenöser Injektion von P^{32} mit den Einbau- und Stoffwechselvorgängen an Knochentransplantaten. Sie teilten mit, daß frische und gefrorene Späne schon 2 Tage nach der Verpflanzung die radioaktive Tracer-Substanz aufzunehmen beginnen. Die Kurven der P^{32}-Aufnahme laufen bei den frischen und kältekonservierten Spänen parallel, wobei die Dauer der Konservierung keinen Einfluß auf die P^{32}-Einlagerung erkennen läßt. Bis zum 37. Tage nach der Transplantation verlief die Kurve der gefrorenen Späne allerdings geringgradig niederer als die der frischen Implantate. Die gekochten Späne zeigten ein ganz anderes Verhalten. Sie nehmen zwar anfangs ebenfalls schnell etwas Phosphor auf. Dann erfolgte aber im Gegensatz zu den frischen autoplastischen oder kältekonservierten und homoioplastischen Transplantaten während der Einheilung keine weitere Steigerung der Phosphoraufnahme mehr. ODELL, MUELLER u. KEY konnten diese Untersuchungsergebnisse weitgehend bestätigen. In 2 neuen Arbeiten (KARCHER, WOJTA) sind diese Untersuchungsbefunde mit radioaktiven Tracer-Substanzen an Knochengewebe nachgeprüft und weitgehend bestätigt worden.

In diesen Arbeiten, die einerseits der „Frage der Beeinflußbarkeit der reparativen Vorgänge bei der Bruchheilung" und der „Bestimmung des Phosphorstoffwechsels beim Ab- und Umbau eines am Knochen angelagerten Spanes" galten (KARCHER) und zum anderen sich mit dem „Phosphorstoffwechsel in Knochentransplantaten" beschäftigten (WOJTA), wurden vergleichende Untersuchungen der P^{32}-Aufnahme im Transplantatbett, im Callus und im Pseudarthrosengewebe, die von Spänen mit genau dosierten Mengen radioaktiver Stoffe ausgingen, *nicht* durchgeführt.

Es bedarf gerade deswegen einer eingehenden Schilderung der Untersuchungen und ihrer Ergebnisse, die KARCHER und WOJTA durchgeführt haben, um unsere eigene Problemstellung dagegen abzugrenzen. So konnte KARCHER die folgenden wichtigen Erkenntnisse nach intraperitonealer Injektion von radioaktivem Phosphor bei Ratten experimentell bestätigen:

1. Eine Beeinflussung des Mineralstoffwechsels des Gesamtskelets durch Fraktursetzung ist nicht sicher nachweisbar.

2. Eine vermehrte Stoffwechselaktivität findet sich außer an der Frakturstelle selbst noch an allen Teilen des frakturierten Knochens und teilweise auch an diesem benachbarten Knochen.

3. Bei der verzögerten Bruchheilung bzw. bei Pseudarthrosen wurde stets eine bemerkenswerte Herabsetzung des Isotopengehaltes in den einzelnen Abschnitten des Frakturknochens gefunden, dagegen unterschied sich die Aufnahme an den unmittelbaren Bruchenden nur wenig von der normalen Bruchheilung in diesem Stadium.

4. Bei der Prüfung von Substanzen (Parathormon, Sexualhormon, Vitamin, Knochenmehl und Natriumbicarbonat), denen eine Förderung der Frakturheilung zugesprochen wurde, konnte außer bei Mangelernährung keine gesteigerte Einlagerung des Isotopes als Ausdruck einer allgemeinen oder örtlichen Steigerung des Mineralstoffwechsels nachgewiesen werden.

5. Autoplastische, homoioplastische und kältekonservierte Transplantate zeigen eine dieser Aufstellung entsprechende abnehmende Aufnahmefreudigkeit gegenüber dem radioaktiven Phosphor.

WOJTA kam bei seinen Untersuchungen zu folgenden Ergebnissen:

1. Der Befund der früheren Untersuchungen mit radioaktiven Indikatoren von KIEHN und Mitarbeitern, ODELL und Mitarbeitern, HODGE, NEUMANN, RILEY,

MANLEY, ROBINSON, HEVESY und Mitarbeitern, SKIMATORI, MORGAN, MORGA-
REIDE, die wir dargestellt haben, konnten, ohne daß der Autor zu all diesen Ergebnissen Stellung nahm, im allgemeinen bestätigt werden.

2. Nach Einfügung von homoioplastischen Knochenspänen, die allerdings keine
genau dosierten, sondern unbestimmte P^{32}-Mengen enthielten, konnte ein Übertritt
des radioaktiven Indikators in die Mineralsubstanz des Transplantatbettes fest-
gestellt werden.

3. Ein eindeutiger Unterschied in der Aufnahme von radioaktivem Phosphor
durch periostbedeckte oder aperiostale Transplantate konnte nicht sicher nachgewiesen werden.

4. Die P^{32}-Aufnahme in Knochentransplantate schwankte auch bei gut kon-
stanten Versuchsbedingungen stark.

Alle uns bekannt gewordenen Untersuchungen mit radioaktiven Indikatoren am Knochen beschäftigten sich in der Hauptsache mit Knochen-
stoffwechselproblemen und mit der Erforschung der Einheilungsbedin-
gungen und -voraussetzungen von Transplantaten der verschiedensten
Genese. Eine Ausnahme davon machte TUCKER, der die Durchblutung
des Kopffragmentes nach Schenkelhalsfraktur erforschte.

Eine der Spananlagerung nach PHEMISTER theoretisch oder praktisch
ähnliche Versuchsanordnung wurde bisher niemals mit radioaktiven
Spuren- oder Tracer-Substanzen untersucht.

2. Eigene Problemstellung

Unsere eigene Problemstellung wurde einmal durch die ausgezeichneten Erfolge der Spananlagerung nach PHEMISTER bei Pseudarthrosen
und zum anderen durch theoretische Vorstellungen über dieses Verfahren
im Sinne der Metaplasielehre angeregt. Weiterhin wurden wir dadurch
zu unseren experimentellen Untersuchungen veranlaßt, weil verschiedene
atypische Verläufe der Phemister-Spananlagerung durch die Osteo-
blastentheorie allein nicht zu erklären waren.

5 Tatsachen in dem Heilungsablauf der Spananlagerung nach PHE-
MISTER waren für unsere Tierexperimente maßgebend:

1. Über den Pseudarthrosen, insbesondere bei Defektpseudarthrosen,
und in ihrer nächsten Umgebung findet man häufig kein funktionstüchtiges, knochenbildungsfähiges Periost (AXHAUSEN, LEXER). Die präexistierenden Osteoblasten können deswegen nicht für die Knochenregeneration im Bereich des „Narbengewebes" zwischen den „atrophischen und periostlosen Knochenstümpfen" des Falschgelenkes verantwortlich gemacht werden. Da die Markhöhle bei den echten Pseudarthrosen durch einen Corticalisdeckel gegenüber dem Narbengewebe
des Falschgelenkes abgeschlossen ist, könnten Mark und Endost nur dann
bei der knöchernen Heilung einer Pseudarthrose eine wesentliche Rolle
spielen, wenn diese reseziert und damit eine breite Verbindung zu Mark-
gewebe und Endost geschaffen würde. Das Verfahren PHEMISTERS läßt
aber Narbengewebe und Corticalisdeckel unberührt. Damit versagen auch
hier die Vorstellungen der reinen Osteoblastenlehre bei der Erklärung
der knöchernen Heilung der Pseudarthrose, soweit sie von der Regene-
rationskraft des Markes und des Endostes ausgehen.

2. Es spielt entsprechend den klinischen Erfahrungen von PHEMISTER, BÜRKLE DE LA CAMP, NUSSELT, GEISSENDÖRFER, GRAFF und ZENKER für die knöcherne Ausheilung einer Pseudarthrose nach der Spananlagerung keine Rolle, ob man die Späne wirklich „subperiostal" oder nur unter einer „bindegewebigen, periostähnlichen Narbenschicht" anlagert. Die Cambiumschicht des Periosts, die in der Narbenschicht über der Pseudarthrose meist fehlt, kann damit auch nicht mehr für die Erklärung der knochenregeneratorischen Vorgänge nach der Spananlagerung herangezogen werden.

3. Die „Phemister-Späne" veranlassen, selbst wenn sie nicht mit der Pseudarthrose oder mit dem Knochen in enge knöcherne Verbindung gebracht werden können, auch eine Ausheilung von Falschgelenken. Wie BÜRKLE DE LA CAMP zeigen konnte, kommt es sogar nach Anlagerung von kältekonservierten, homoioplastischen Spänen zur knöchernen Heilung von Pseudarthrosen, ohne daß diese Späne vom Transplantatlager aus um- und eingebaut zu werden brauchen. Allein die subperiostale Anwesenheit solcher Transplantate führt zur Knochenbildung im Pseudarthrosengewebe.

4. Sogar ausgekochte, homoioplastische Späne, deren Zellen sicher tot sind, induzieren — wenn auch langsamer als frische autoplastische Späne — eine Verknöcherung des Blastems von Falschgelenken, wie BLASCHE zeigen konnte.

5. Trotz weitgehender Abstoßung von Anlagerungsspänen durch entzündliche Sequestrierung (Abb. 16a u. 16b) kann eine Pseudarthrose knöchern heilen. Neben der Induktion des Pseudarthrosenblastems zur Knochenbildung durch einen stofflichen Faktor, der auch durch Auskochen des Knochens nicht wesentlich in seiner Induktionsfähigkeit geschädigt wird, müssen in erster Linie mechanische Momente für den Erfolg der Spananlagerung verantwortlich sein. Wir sehen diese mechanische Wirkung nach ALTMANN in der „Bereitstellung eines Lehrgerüstes" durch die implantierten Späne, das auch nach der Sequestrierung der Transplantate erhalten bleibt. Die „Kollagenverspannungen" des Lehrgerüstes führen mit zur vollständigen Ruhigstellung (ROUX) des Pseudarthrosengewebes und lassen so die Induktion dieses Blastems zur Knochenbildung zur Wirkung kommen. Nach den experimentellen Untersuchungen ALTMANNs und unseren klinischen Erfahrungen scheint der Muskelmantel über der Pseudarthrose wesentliche Bedeutung für die Heilung des Falschgelenkes zu haben.

Unsere Fragestellung lautete somit:

1. Fließt radioaktiver Phosphor aus wasserdicht verschlossenen, angelagerten, homoioplastischen Röhrenspänen in lebende Knochensubstanz ausgewachsener Versuchstiere ?

2. Kommt es an Frakturstellen des Transplantatwirtes hierbei zu gesteigerter P^{32}-Anlagerung ?

3. Fließt der radioaktive Phosphor über die Blutbahn oder durch Diffusion zu dem Frakturknochen des Transplantatwirtes ?

4. Finden sich im Bereich der Frakturstelle des Transplantatwirtes Konzentrationsstellen der P³²-Anlagerung?

5. Lassen sich Unterschiede in der Aufnahme des radioaktiven Indikators an der Frakturstelle des Transplantatwirtes bei Verwendung von periostbedeckten, aperiostalen, kältekonservierten, gekochten, einfachen oder Doppelspänen erkennen?

6. Zeigt das Pseudarthrosengewebe und die diesem zugehörigen Fragmente eine grundsätzlich oder nur eine räumlich verschiedene Verteilung der Einlagerung von P³² gegenüber frischem Frakturcallusgewebe und den diesem zugehörigen Fragmenten?

7. Wie verhalten sich nachträglich ausgesprengte Fragmente gegenüber der P³²-Aufnahme aus den radioaktiven Röhrenspänen? (TUCKER).

8. Wirken sich entzündliche Reaktionen am radioaktiven Transplantat hemmend oder fördernd auf die P³²-Einlagerung im Pseudarthrosengewebe und Callusgewebe aus?

9. Welche Beziehungen unserer Untersuchungsergebnisse ergeben sich zu den beschriebenen früheren Untersuchungsbefunden?

10. Lassen sich aus unseren Befunden für die operative Behandlung der Pseudarthrosen nach PHEMISTER Folgerungen ziehen?

3. Zusammenfassung der experimentellen Ergebnisse

Auf Grund von 79 aseptischen Eingriffen und 48 Präparatentnahmen von 36 Tieren, 69 Röntgenaufnahmen und 596 Kontaktautoradiographien gelangten wir zu folgenden Ergebnissen:

Jedes Callusgewebe zeigt eine besonders starke Affinität zu radioaktivem Phosphor. Das rührt daher, daß der biologische Quotient in diesem Blastem wesentlich über der Größe 1 liegt, d. h. die Anbauvorgänge die Abbauvorgänge überwiegen. Dies trifft vor allem für junges Callusgewebe zu, das viele Gefäßsprossen enthält.

Das Periost, welches distal und proximal an das Callusgewebe angrenzt, beteiligt sich in geringem Maße ebenfalls an der P³²-Einlagerung. Das bedeutet, daß das gesamte lebende Periost des frakturierten Oberschenkels bei den noch nicht völlig ausgewachsenen Tieren an den erhöhten Stoffwechselvorgängen während der regenerativen Phase beteiligt ist.

Durch Serienquerschnitte der langen Röhrenknochen läßt sich u. E. räumlich der P³²-Einstrom in die organische Matrix besser darstellen als durch Knochenlängsschnitte. Weil sich das Callusblastem fast immer exzentrisch bildet, und auf der Zugseite der Fraktur sich zuerst kollagene Fibrillen und auf der Druckseite Knorpel (PAUWELS) entwickelt, kommt dies entsprechend der hauptsächlichsten Ausdehnung dieses regenerativen Blastems in der Autoradiographie des Knochenquerschnittes besser zum Ausdruck als beim Längsschnitt. Im Querschnitt kann man auch die Beteiligung der einzelnen Knochenschichten und Segmente und des Callusgewebes an den Einbauvorgängen des radioaktiven Isotops deutlicher als in Längsschnitten erkennen, da man den *gesamten* Knochendurchschnitt proximal und distal der Frakturstelle genau übersehen und miteinander vergleichen kann, während man sich im Längsschnitt mit der Betrachtung *einer* gewählten Knochenebene zufrieden geben muß. Gleichzeitig besteht damit die Möglichkeit, daß eventuell diese *eine* Längsebene ein falsches Bild der Knochenregeneration im Autoradiogramm zeigt. Deshalb nämlich, weil exzentrisch liegende Strahlungszentren, wie sie nur bei Knochenquerschnitten erkennbar sind, in dieser einen Längsebene unter Umständen nicht geschnitten werden, wie man sich auf Grund der Abb. 1, 2, 3, 4 und 5 vergegenwärtigen kann.

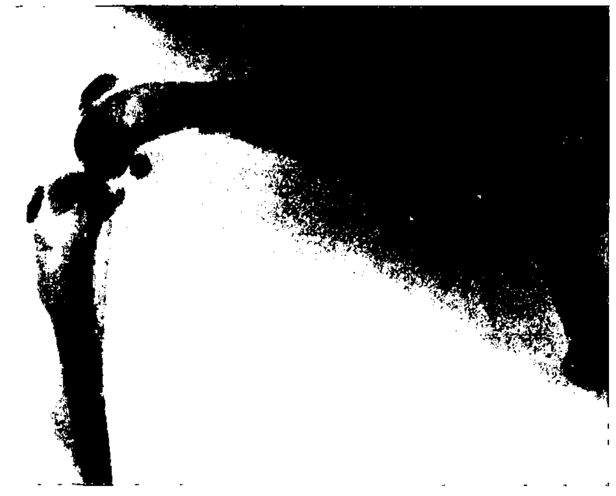

Abb. 1. Tier Nr. 155: Zustand 14 Tage nach Anlagerung eines frischen, periostlosen Röhrenspanes und Spontanfraktur des Oberschenkelschaftes nach Sägeschnitt

Zum Verständnis der Entstehung der „Halbmondform" (Abb. 2 und 3) und der „Beckenzirkelform" (Abb. 5) müssen wir noch einige grundsätzliche Erläuterungen vorausschicken. Voraussetzung für jede Knochenregeneration mit Bildung der primitiven Matrix sind lebende unspezifische Mesenchymzellen. Im Callusblastem bildet sich zuerst die kollagene Fibrille. Dann kann unter Druckbeanspruchung Knorpel entstehen. Erst etwas später entwickelt sich das osteoide Blastem, das die Fähigkeit besitzt, Mineral in Form von Apatitkristallen (DUBOIS u. a.) einzulagern. In dem durch Apposition entstandenen jungen Callusblastem sind es dann in erster Linie diese Apatitkristalle, die durch oberflächenchemische Vorgänge den ihnen zuströmenden Phosphor und das Calcium einlagern. Man kann also den Ort einer Strahlenkonzentration im Callusgewebe mit einer normal fortschreitenden Knochenregeneration und einer Einlagerung von Apatitkristallen in der Zementsubstanz identifizieren. Bei den frischen Frakturen finden wir die erste Einlagerung von Kristallen in die Zementsubstanz auf der druckbelasteten Beugeseite (ROUX, PAUWELS). Das führt im Serienquerschnitt zur Konzentration der β-Strahlung in „Halbmondform". Dies läßt uns annehmen, daß der Ablauf der normalen Knochenregeneration bei Frakturen bis zur Verknöcherung des Callus über die chondroide Phase (funktioneller Druck — Roux, Pauwels, Krompecher) schneller verläuft als über die fibrilläre Phase auf der Zugseite, eine Erfahrung, die uns die Klinik immer wieder erneut bestätigt.

Die „Beckenzirkelform" (Abb. 5) zu erkennen, ist nur im Knochenquerschnitt möglich. Sie kommt dadurch zustande, daß zwischen den ausgeprägten radioaktiven Aktivitätszentren an den Spitzen der Branchen des „Zirkels" ein durch Biegungsbruch ausgesprengtes Knochenfragment liegt, das selbst an der Durchblutung und damit an der aktiven Knochenregeneration nicht mehr teilnimmt. Durch Mineralabbau in diesem Fragment, Bildung des Altmannschen Lehrgerüstes und Nekrohormone usw. wird ein besonders starker Reiz auf das benachbarte Callusblastem ausgeübt, daß das zu ersetzende ausgesprengte Knochenstück geradezu „in die Zange nimmt". Wir erblikken darin einen Beweis für die Anregung der Knochenregeneration durch ausgesprengte, subperiostal liegende Fragmente und Späne. Hiervon ausgehend ist der Schluß berechtigt, daß eine „Entsplitterung" bei Trümmerbrüchen die regeneratorischen Kräfte und die osteogene Potenz der Frakturstelle empfindlich stören und damit zur Ursache einer Pseudarthrose werden kann.

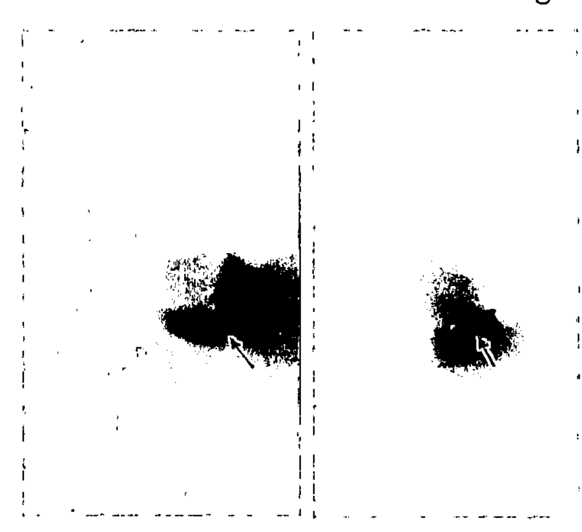

Abb. 2. Tier Nr. 155: Autoradiographie der körpernahen $^2/_3$ des spontan nach Sägeschnitt frakturierten Oberschenkelschaftes. Ausgeprägte kallotrope *halbmondförmige* Strahlung. → Callus auf der Druckseite

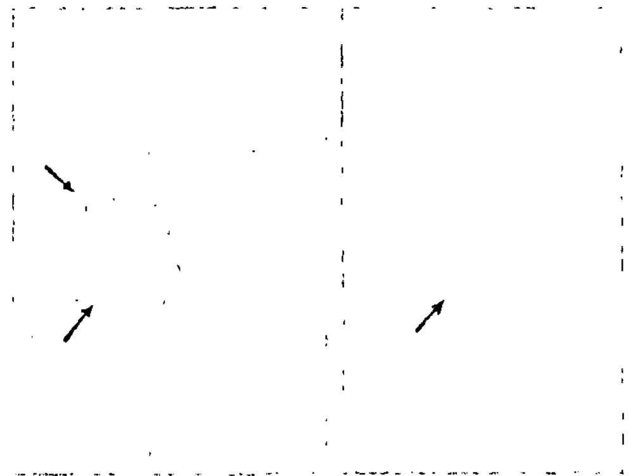

Abb. 3. Tier Nr. 174: Autoradiographie des frakturierten Oberschenkels nach *Doppelspananlagerung*. Auch hier *halbmondförmige Strahlung ohne Beziehung zur Lage der beiden angelagerten Späne.* → Callus

Obwohl wir eigentlich erwartet hatten, daß die Tracer-Substanz vorwiegend durch direkte Diffusion vom „Röhrenspan" zum Callus fließt, muß die P^{32}-Einlagerung doch in der Hauptsache über den *Blutweg* erfolgen, wofür 3 Tatsachen sprechen. Bei den von uns gewählten P^{32}-Dosierungen können wir *erstens* in dem Gewebe zwischen dem radioaktiven Anlagerungsspan und dem Callus- oder Pseudarthrosenblastem autoradiographisch keine Tracer-Substanz nachweisen. Das will nicht heißen, daß in dieser Gewebeschicht kein radioaktives Isotop vorhanden ist. Aber man darf doch annehmen, daß dort nur sehr geringfügige Mengen davon abgelagert werden, sonst würde es sich autoradiograpisch nachweisen lassen.

Zweitens ergibt sich örtlich kein Zusammenhang der Einlagerung der Tracer-Substanz im Callus- oder Pseudarthrosengewebe mit der Lage der implantierten Einzel- oder Doppelspäne. Würde der radioaktive Phosphor

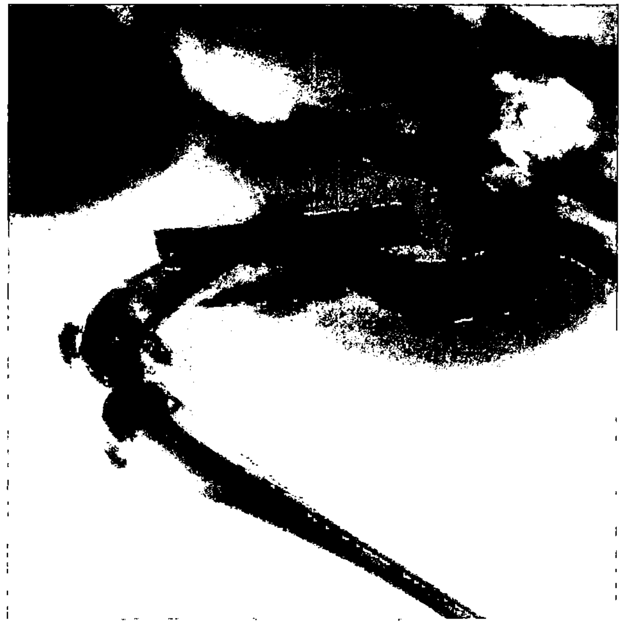

Abb. 4. Tier Nr. 167: Zustand 6 Tage nach Anlagerung eines frischen, periostlosen Röhrenspanes und Spontanfraktur nach Sägeschnitt mit Aussprengung eines dreieckigen Fragmentes

nur durch Diffusion in das Regenerationsblastem übergehen, müßten örtliche Beziehungen zur Lage der Späne sichtbar werden. Sicher spielt dafür aber eine andere Form der Diffusion bei der Einlagerung des Isotops im Callus- und Falschgelenkgewebe eine Rolle. Das Callusblastem wird vor allem im Anfang, bevor Gefäße einsprossen, durch Diffusion vom lebenden Knochen her ernährt. In stärkerem Maße trifft dies noch für das Pseudarthrosenblastem zu, das keine Gefäße besitzt. Man kann also davon ausgehen, daß das Isotop über die Blutbahn zu den Fragmentenden oder zu den „periostlosen und atrophischen"Knochenstümpfen der Pseudarthrose fließt und *von dort* aus durch Diffusion und über die jüngeren Gefäß-Sprossen (Callusgewebe) oder nur durch Diffusion (Pseudarthrosengewebe) in das Regenerationsblastem übergeht. Das Maß der Anlagerung bei frischen Frakturen und bei Pseudarthrosen ist weitgehend vom biologischen Quotienten des jeweiligen Blastems abhängig.

Aber noch eine *dritte* Feststellung spricht dafür, daß der Abtransport der Tracer-Substanz zum Regenerationsgewebe auf dem Blutwege erfolgt. Wenn wir die radioaktiven Röhrenspäne an dem einen Oberschenkel anlagern und den kontralateralen Oberschenkel frakturieren, sehen wir im jungen Callusblastem des kontralateralen Oberschenkels bei gleicher Dosierung eine ebenso kräftige β-Strahlung, wie wenn der Span der Fraktur selbst angelagert gewesen wäre.

Für die Einschätzung der Induktionsstärke verschiedener Transplantate ist es noch wichtig zu wissen, daß bei der Anlagerung von homoioplastischen Spänen kein deutlicher Unterschied bezüglich des Einstroms

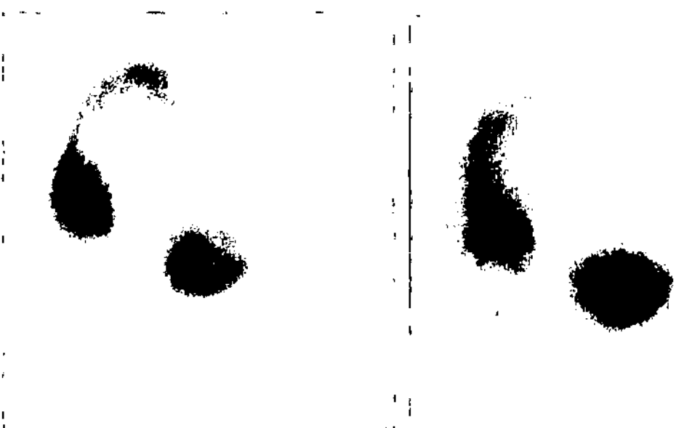

Abb. 5. Tier Nr. 167: Die Autoradiographie zeigte starke kallotrope Strahlung des körpernahen (links) und des körperfernen (rechts) Fragmentes in *beckenzirkelartiger Form*. Das ausgesprengte dreieckige Fragment (s. Abb. 4) zeigte keine Strahlung, es scheint vorübergehend von der regelrechten Durchblutung ausgeschaltet zu sein

von P^{32} in das Callus- oder Pseudarthrosengewebe besteht, der durch die unterschiedliche Vorbehandlung dieser Implantate bedingt wäre. Autoradiographisch hat die Anlagerung periostbedeckter, aperiostaler, ausgekochter oder kältekonservierter Späne keine derartigen Differenzen ergeben, daß daraus schlüssige Folgerungen auf den biologischen Wert der verschiedenen Transplantate gezogen werden könnten. Andererseits darf man aber annehmen, daß diese Untersuchungen, zusammen mit der Tatsache, daß jedes Knochentransplantat ohnehin vollständig ab- und umgebaut wird, zeigen, wie allen Transplantaten eine ähnliche Fähigkeit innewohnt, bestimmte Substanzen über die Blutbahn an das Callus- und Pseudarthrosenblastem abzugeben.

Eine erhebliche, anders geartete Einlagerung von P^{32} in das Regenerationsgewebe nach Anlagerung von 2 Spänen gegenüber der Anlagerung von nur einem Span bei gleicher Dosierung der Tracer-Substanz war nicht zu erkennen. Gegenüber den Befunden von RUF und KARCHER, die ihren Versuchstieren das radioaktive Isotop durch Injektion parenteral verabreichten, ergeben sich bei unseren Versuchen folgende Unterschiede: Die frakturierten Oberschenkelknochen zeigen nach Anlagerung der radioaktiven Späne distal und proximal der Frakturstelle eine ausgeprägte Teilnahme an der P^{32}-Einlagerung. Man kann das als Ausdruck der durch die Implantation örtlich am Femur gesteigerten Stoffwechsellage ansehen, wobei allerdings die reparatorischen Vorgänge der Wundheilung mitbeteiligt sein dürften. Gleichzeitig mag es auch damit zusammenhängen, daß unsere „Röhrenspäne" echte ^{32}P-Depots darstellen, im Gegensatz zur parenteralen Injektion der Tracer-Substanz, bei der nach 24 Std bereits der größte Teil von P^{32} wieder ausgeschieden wird.

Endlich ist es für die Klinik der operativen Falschgelenktheraphie noch wichtig zu wissen, daß durch entzündliche Prozesse am Transplantationsspan der Übergang von radioaktivem Phosphor aus diesem in das Callus- und Pseudarthrosengewebe gehemmt wird.

C. Klinischer Teil

1. Die typische Doppelspananlagerung nach PHEMISTER bei Pseudarthrosen der langen Röhrenknochen

a) Ursachen der Pseudarthrosen des eigenen Krankengutes

Seit 1951 haben wir 60 Falschgelenkbildungen nach dem Verfahren PHEMISTERS operiert und nachbehandelt. Der größte Teil dieser Fälle wurde uns von den gewerblichen Berufsgenossenschaften zur operativen Therapie überwiesen.

Wie wir eingangs erwähnt haben, ist man heute der Ansicht, daß die Mehrzahl aller Pseudarthrosen nach unkomplizierten und offenen Frakturen durch örtliche Ursachen bedingt sind. Wir können diese Ansicht auf Grund der klinischen, röntgenologischen und während der Operation erhobenen Befunde bestätigen. In keinem unserer Fälle konnten wir nachweisen oder auch nur vermuten, daß allgemeine Ursachen entscheidend bei der Falschgelenkbildung mitgewirkt haben.

Die Hauptursache für die abartige Entwicklung der Knochenregeneration lag bei unseren Verletzten in der Distraktion der Fragmente. An den zweiknochigen Gliedmaßen entwickelte sich diese unter der Sperrknochenwirkung des nicht frakturierten oder schneller knöchern heilenden zweiten Knochens. Eine zu starke Belastung der Extensionsbügel führte in einigen Fällen ebenfalls zu dieser Distraktion. Weiterhin zeigten sich vor allem auch die Querbrüche besonders für eine Falschgelenkbildung prädestiniert. Das erscheint deswegen verständlich, weil das Haverssche System der Knochengefäße vorwiegend in der Längsrichtung verläuft (HAM). Bei einem Querbruch wird das ganze System durchtrennt, was deswegen schwerwiegende Folgen nach sich ziehen kann, weil jeder Knochenkanal meist nur eine Capillare enthält. Durch das Abreißen dieser Capillaren beim Trauma kann es dann zu Störungen der Nutritionsmechanismen für das Callusblastem kommen. Für die fehlgängige Knochenregeneration, die schließlich zur Bildung eines Falschgelenkes führte, war in einer größeren Zahl von Fällen noch eine ungenügende Immobilisation verantwortlich. Hierbei kann man 3 Wirkungsmechanismen, nämlich die unzureichende Ruhigstellung durch falsche Indikationsstellung zum Gehgipsverband, dann die zeitlich zu kurze Ruhigstellung und schließlich die zu frühe Belastung unterscheiden. Vor allem in der ersten formativen (BLOCK u. a.) oder afunktionellen (DUBOIS) Phase der normalen Frakturheilung ist die ungenügende Ruhigstellung und Entlastung für die fehlgängige Callusdifferenzierung von Bedeutung. Durch weiterwirkende Zug-, Schub- und Scherkräfte wird eine Neubildung von Gefäßen und damit die Knochendifferenzierung verhindert. In der zweiten funktionellen (Block u. a.) oder differenzierenden Entwicklungsphase des Callusblastems sind es unter anderem noch kolloid-chemische Vorgänge, die durch Scher-, Schub- und Zugkräfte zu einer abartigen Differenzierung führen. Kristalloide Gebilde (Apatit-Kristalle) können sich nämlich nur unter Druck entwickeln, während Zug nur faserig-fibrilläre Gebilde im Regenerationsblastem hervorruft.

Dagegen kommt anscheinend der Zwischenlagerung von Weichteilen (Muskeln, Fascien, Sehnen) bei der Entstehung von Pseudarthrosen nicht die Bedeutung zu, die man ihr früher zugemessen hat. Wir haben z. B. bei unseren Fällen keinen Anhalt dafür finden können, daß Weichteilzwischenlagerung die Entstehung eines Falschgelenkes begünstigt, weil wir zwischen den Knochenstümpfen weder Muskulatur noch Fascien oder Sehnen finden konnten. Da der Zwischenlagerung von Weichteilen aber nur eine ursächliche Bedeutung für die Entstehung einer Spaltbildung im Callusblastem zukommt, wenn das zwischengelagerte Gewebe in seiner spezifischen Struktur und Funktion erhalten bleibt, wird diese Zwischenlagerung nur in seltenen Fällen für die Pseudarthrosenentstehung maßgebend sein können.

Der Kausalzusammenhang der Falschgelenkbildung ist demnach von äußeren oder vermeidbaren (ungenügende Immobilisation, Distraktion) und inneren oder unvermeidlichen (Sperrknochen, Querbruch, u. U. Zwischenlagerung von Weichteilen) Faktoren abhängig. Bezugnehmend auf unsere eigenen 60 Fälle ist festzustellen, daß $^2/_3$ der Falschgelenke durch äußere und nur $^1/_3$ durch innere Ursachen entstanden sind. Die beste Prophylaxe der fehlgängigen Callusdifferenzierung und Spaltbildung besteht damit in der Vermeidung einer Distraktion und einer ungenügenden Ruhigstellung.

Sind die normalen Regenerationsvorgänge ausgeblieben und ist es zur Spaltbildung im Callusblastem gekommen, dann gilt es, durch ein operatives Verfahren die Regenerationskräfte des Knochens und des Lagerbindegewebes wieder anzuregen.

Eine Conditio sine qua non ist dafür die Ausschaltung von Biegung, Zug und Scherung an der Spaltbildung. Altmann hat gezeigt (Abb. 12), daß das verspannte Kollagenmaschenwerk über dem Implantat eine ideale Ruhigstellung der Knochenstümpfe unter funktionellem Druck veranlaßt. Durch Gipsverbände wird die Immobilisierung noch gesichert. Gleichzeitig fließt ein nutritiver Strom aus dem Transplantat über den Blutweg zu den Knochenstümpfen und geht von dort durch Diffusion in das gefäßlose Pseudarthrosenblastem über. Auf Grund unserer experimentellen Untersuchungen glauben wir annehmen zu können, daß dieser Strom die knochenbildenden Potenzen der Knochenstümpfe und des fehldifferenzierten Callusgewebes anregen kann.

Für die operative Behandlung der posttraumatischen Pseudarthrosen der langen Röhrenknochen erscheint uns deswegen das Verfahren von Phemister am besten geeignet, weil es:

1. technisch einfach durchzuführen ist,
2. nur geringe Infektionsgefahr besteht,

3. mechanisch nach den Untersuchungen von ALTMANN durch ein Kollagenmaschenwerk eine ideale Ruhigstellung des Regenerationsblastems nach der Implantation erfolgt, und

4. anscheinend für die Callusdifferenzierung nutritiv und induktiv wichtige Stoffe zu dem Regenerationsblastem fließen und die darniederliegende, entgleiste Callusbildung und Osteogenese wieder anregen.

b) Operative Technik

Da für alle Regenerationsvorgänge eine regelrechte Gefäßversorgung des entsprechenden Blastems eine unabdingbare Voraussetzung darstellt, gilt es, der Durchblutung der zu operierenden Gliedmaße im allgemeinen und der des Operationsfeldes im besonderen Aufmerksamkeit zu widmen. Eine Normalisierung der Durchblutungsverhältnisse des Operationsfeldes kann u. U. eine Voroperation mit Narbenexcision, Dermatomlappentransplantation, Varicenverödung u. ä. notwendig machen. Denn durch das Anlagern der Knochenspäne erfolgt automatisch eine Volumenzunahme der Gliedmaße über der Pseudarthrosengegend, weswegen man besonders am Unterarm und Unterschenkel von vornherein die Vorbedingungen für eine spannungslose Hautnaht schaffen muß.

Bogenförmige Hautschnitte zur Freilegung der Pseudarthrosen haben sich uns bewährt. Am Unterschenkel legen wir den Schnitt nach innen konvex über der Schienbeininnenfläche, am Oberschenkel nach vorn flach konvex über seiner Außenseite an. Bei Ulna- und Radiuspseudarthrosen gehen wir von einer nach streckenwärts konvexen Incision über der Ulna- und Radiusseite des Falschgelenkes, und am Oberarm von einem nach vorn konvexen Hautschnitt über der Streckseite des Humerus ein.

Während wir an den unteren Gliedmaßen auf eine Blutleere verzichten und die Beine dafür auf der schiefen Ebene lagern, machen wir am Unterarm von der Perthes-Kirschner-Manschette Gebrauch. Wir wickeln den Arm bei schon vorher lose am Oberarm angebrachter Manschette zuerst aus, um diese dann bis zu einem Druck von 280 mm Hg aufzupumpen. So kann man bis zu 1½ Std in Blutleere operieren, ohne daß wir seit der Verwendung der Manschette von PERTHES-KIRSCHNER eine Radialisparese hätten beobachten können.

Hat man dann die Pseudarthrose in ihrer ganzen Länge, aber nur in etwa einem Drittel ihres Umfanges freigelegt, dann wird das Periost oder die periostartige Narbenplatte längsincidiert und vom Pseudarthrosengewebe und den Knochenstümpfen beiderseits der Incision mit dem Winkelraspatorium abgeschoben. Gelingt dies nicht, d. h. ist parapseudarthrotisch keine periostähnliche Schicht vorhanden, genügt es auch, in dem eben beschriebenen Bereich die Muskulatur abzuschieben (PHEMISTER). Paraossal erweitert man dann die Periosttaschen bis proximal- und distalwärts 2—3 Querfinger über die Knochenstümpfe hinaus.

Anschließend werden die vorbereiteten Knochenspäne subperiostal so an die Pseudarthrose angelegt, daß sie möglichst breitflächig dem Falschgelenk und seiner Umgebung anliegen (Abb. 6). Dabei spielt es keine Rolle, ob Corticalis oder Mark des Spanes nach innen oder außen zu liegen kommen. Wichtig ist dagegen, daß sie kräftig genug sind, um das Lagerbindegewebe zur Bildung des Kollagenmaschenwerkes (ALTMANN) anzuregen.

Nach Möglichkeit wird nunmehr das Periost durch Catgutnaht verschlossen und der Eingriff mit Subcutan- und Hautnaht beendet. Läßt sich das Periost nicht durch Naht schließen, läßt man es offen. Eine Fixierung der Implantate durch Drahtumschlingung erfolgt nicht. Wenn es nicht möglich ist, ein periostähnliches Gewebe von der Pseudarthrose und den Knochenstümpfen abzuschieben, genügt es auch, in diesem Bereich eine submuskuläre Tasche zu bilden und unter dieser die Späne anzulegen. Eine Verschlechterung des Heilungsergebnisses haben PHEMISTER, GEISSENDÖRFER, GRAFF und wir dadurch nicht gesehen.

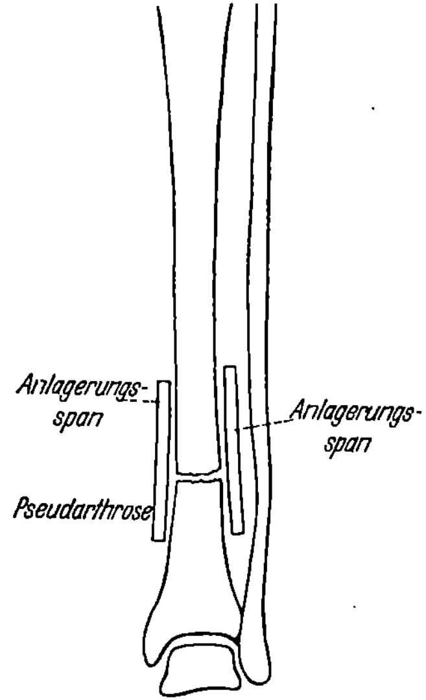

Abb. 6. Schematische Zeichnung der subperiostalen Doppelspananlagerung nach PHEMISTER

Finden sich bei der Freilegung der Pseudarthrose *Knochenvorsprünge*, die ein breitflächiges, gleichmäßiges Anlegen der Transplantates an das Falschgelenk und seine Umgebung erschweren, so ist es notwendig, diese Hindernisse sparsam abzutragen. Das dabei abfallende Knochengewebe soll neben die Pseudarthrose wieder angelagert werden, um außer den Spänen noch eine zusätzliche osteogenetische Potenz an das Falschgelenk heranzutragen.

Bei schweren Fehlstellungen der Fragmente kann manchmal eine teilweise Pseudarthrotomie bei straffen Falschgelenken zur Wiederherstellung einer achsengerechten Stellung notwendig werden. Das Pseudarthrosengewebe wird dann mit Meißel oder Knochenskalpell nur soweit durchtrennt, bis eine Stellungskorrektur erfolgen kann. Keineswegs soll das Narbengewebe zwischen den Knochenstümpfen dabei entfernt werden, weil in ihm die osteogenetischen Fähigkeiten nicht fehlen, sondern nur ruhen und angeregt werden müssen.

c) Spanentnahme

Wie die Erfahrungen verschiedener Autoren (PHEMISTER, BÜRKLE DE LA CAMP, ROTH, ZENKER, BLASCHE u. a.) zeigen, sind sowohl kältekonservierte als auch ausgekochte homoioplastische Späne für die Doppelspananlagerung bei schlaffen und straffen posttraumatischen Pseudarthrosen geeignet. Wir haben bislang immer *periostlose, autoplastische* Späne zur Transplantation verwendet.

Es gibt hierfür 2 Entnahmestellen, die für die Gewinnung eines oder mehrerer autoplastischer Späne geeignet sind. Einmal ist dies die Innenfläche des Schienbeins und zum anderen der Beckenkamm.

Nach Freilegung der Pseudarthrose und Bildung der subperiostalen Taschen gewinnt derselbe Operateur auch die Transplantate. Die Innenfläche der Tibia wird bei dem auf einer schiefen Ebene liegenden Bein ohne Blutleere durch einen nach innen und hinten konvexen, bogenförmigen Hautschnitt freigelegt. Da die Späne in beiden Richtungen den Pseudarthrosenspalt um 4 Querfinger überragen sollen, wird die Länge mit dem Meßstab durch eine Periostincision angezeichnet. Dann wird das Periost längsincidiert und mit dem Winkelraspatorium abgeschoben. Auf Grund der Unter-

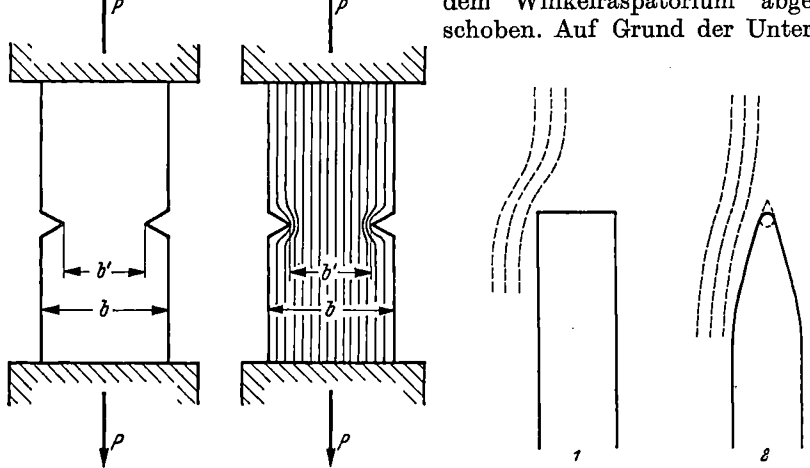

Abb. 7   Abb. 8

Abb. 7. Wirkung einer Kerbe auf den regelrechten Kraftlinienfluß (nach MODEMANN u. KÜNTSCHER)

Abb. 8. Verlauf des Kraftlinienflusses am Knochen nach spitz zulaufender und eckiger Spanentnahme (nach STUCKE)

suchungen von BARTH, MARCHAND, BASCHKIRZEW und PETROW, LERICHE, POLICARD, WERESCHINSKY, ABBOTH, BOST, DEYOSSELIN, RÖHLICH, SAUNDERS, OBERDALHOFF, CAMITZ, JOHANNSSON, ROTH u. a., die zeigen konnten, daß einmal das Transplantatperiost nach der Implantation weitgehend abstirbt und zu anderen Transplantationen von periostbedeckten und aperiostalen Spänen im Weichteillager und Spanbett kein unterschiedliches Verhalten zeigen, entnehmen wir unsere Späne grundsäztlich *subperiostal*. Wir wurden in unserem Vorgehen durch die guten Ergebnisse der Überpflanzung von kältekonservierten (PHEMISTER, BRÜCKE DE LA CAMP) und von ausgekochten (ZENKER, BLASCHE) Spänen bestärkt. Auch die Tatsache, daß wir keinen Unterschied im Übergang des radioaktiven Phosphors aus periostbedeckten und aperiostalen Implantaten in das Callus- und Pseudarthrosenblastem finden konnten, berechtigte uns, auf das Transplantatperiost zu verzichten.

Noch ein wichtiger Grund, die Späne subperiostal zu gewinnen, bildet die Versorgung der Spanentnahmestelle an der Tibia. Das Periost der Entnahmestelle hat, wie alle gut durchbluteten Knochenschichten

(Block) sicher eine erhebliche Bedeutung für die Knochenregeneration. Der Verschluß des bei der Spanentnahme gesetzten Tibiadefektes durch Periostnaht führt deshalb sicher zu einer schnelleren Regeneration des Defektes, als wenn das Periost in der Ausdehnung des gewonnenen

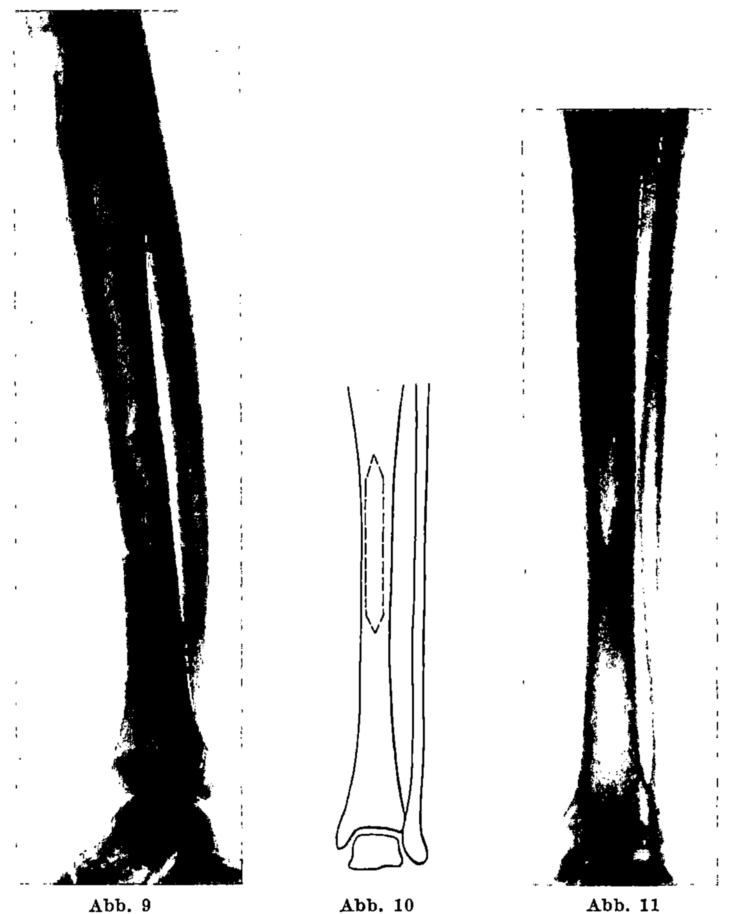

| Abb. 9 | Abb. 10 | Abb. 11 |

Abb. 9. Cystenbildung im Schienbein nach rechteckiger Spanentnahme und dadurch bedingter Schädigung des regelrechten Kraftlinienflusses im Knochen

Abb. 10. Schema der regelrechten Spanentnahme aus der Tibia nach Stucke

Abb. 11. Regelrechter Kraftlinienfluß in der Tibia nach Entnahme eines oben und unten spitz zulaufenden Spanes ohne Störung des Kraftlinienflusses

Spanes wegfallen würde. Auch für die Blutstillung und Infektionsverhütung an der Entnahmestelle, wo die Markhöhle breit eröffnet ist, wirkt sich die Periostnaht gut aus.

Nach Abschieben der Knochenhaut von der Schienbeininnenfläche werden dann die Längsseiten des Spanes mit dem glatten, *großzackigen*, *nicht verschränkten* Sägeblatt durch die Kreissäge mit Winkelstück nach Thomsen geschnitten.

Russische Forscher haben nachweisen können, daß das Sägen mit dem beschriebenen Sägeblatt weniger Nekrosen, Hitze- und Gewebsschäden setzt, als das Meißeln. Die Verhütung eines fehlerhaften Kraftlinienflusses (Abb. 7, 8) an der Schienbeinentnahmestelle mit den Gefahren der Frakturierung bei der Gewinnung des Transplantates, der späteren Ermüdungsfrakturen sowie der Umbauzonen- und Cystenbildung (Abb. 9) ist ebenfalls sehr wichtig. Da der Kraftlinienfluß in den Röhrenknochen (KÜNTSCHER, STUCKE u. a.) meist in der Längsrichtung verläuft, soll er durch die Transplantatentnahme nicht unterbrochen werden. Die Spanenden müssen deswegen kranial und caudal spitz zulaufen (Abb. 10, 11). Technisch kann das mit der Kreissäge nicht erreicht werden, sondern man muß die Spanenden mit dem geraden Lexer-Meißel formen.

Anschließend an die Auslösung des Transplantates aus der Entnahmestelle wird der Span je nach Bedarf mit der Kreissäge längs- oder quergeteilt. Durch Periost-, Subcutan- und Hautnaht wird der Eingriff der Spanentnahme abgeschlossen und das Bein auf Volkmann-Schiene ruhiggestellt und hochgelagert.

Bei der Spangewinnung aus dem Darmbeinkamm ist eine Berücksichtigung des Kraftlinienflusses am Knochen nicht erforderlich. Durch bogenförmigen Schnitt legt man die ventrale Hälfte des Darmbeinkammes frei und schiebt entsprechend der Größe des zu entnehmenden Spanes die Weichteile mit dem Winkelraspatorium vom Knochen ab.

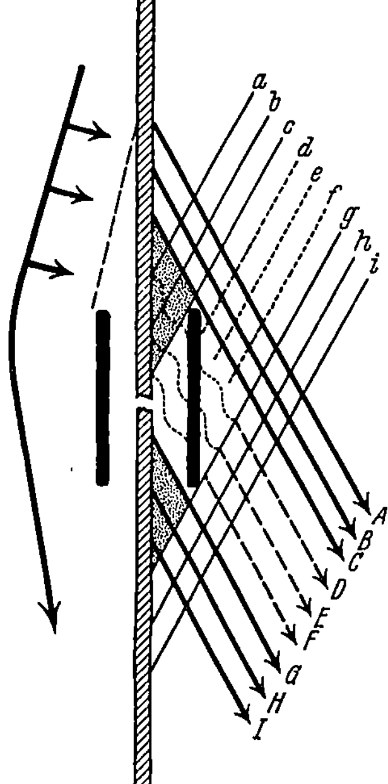

Abb. 12. Schematische Darstellung des „fest verspannten Kollagenmaschenwerkes" über dem Implantat (nach ALTMANN)

Auch hier bevorzugen wir bei der Gewinnung des Transplantates die Kreissäge, wobei wir die Späne durch Sägeschnitte, die im Winkel von 90° zueinander liegen, entnehmen. Dieser Eingriff wird ebenfalls, bevor die Späne subperiostal an die Pseudarthrose angelagert werden, durch Schichtnaht beendet. Wir bevorzugen neuerlich die Entnahme der Späne aus dem Darmbeinkamm deswegen, weil jede funktionelle Schädigung der unteren Gliedmaße damit weitgehend verhindert werden kann.

Eine besondere Zurichtung des Spanes vermeiden wir nach Möglichkeit. Um möglichst viel „osteogenetische Potenz" an die Pseudarthrose heranzutragen, nehmen wir mit der Luerschen Zange nur dann von dem Transplantat etwas Knochengewebe weg, wenn es eine breitflächige Berührung mit dem Falschgelenkbereich verhindert. Grundsätzlich soll das Implantat, besonders bei Defektpseudarthrosen, so groß wie nur irgend möglich sein. Allerdings darf es durch die Größe der Späne nicht zu einer Durchblutungsstörung der Wunde mit Gefahr der Nahtdehiszenz und

Infektion kommen. Ein großes Implantat ist aber unter mechanischen und biologischen Gesichtspunkten besser als ein kleines. Durch ein kräftiges Transplantat wird die Entwicklung eines fest verspannten Kollagenmaschenwerkes (ALTMANN) (Abb. 12) als Lehrgerüst für die Osteogenese sicherer gewährleistet als durch einen kleinen Span. Gleichzeitig enthalten große Späne auch mehr nutritive und induktorische Stoffe, die zum Pseudarthrosenblastem fließen und dort die ruhenden osteogenetischen Potenzen wieder anregen.

d) Allgemeine Behandlung

Bevor man die Indikation zur operativen Therapie einer Pseudarthrose nach dem Verfahren PHEMISTERs stellt, müssen Anämien und Eiweißmangelzustände durch Bluttransfusionen und eiweißreiche Kost beseitigt sein. Wenn man den Ort der Phosphataseproduktion auch noch nicht genau kennt, so weiß man doch, daß dieses Enzym zur Reifung der organischen Matrix und zur Mineralisierung des Regenerationsblastems (DUBOIS) in Anwesenheit von Vitamin D führt. Diese, für die Regeneration des Knochengewebes wichtigen Vorgänge werden durch Anämien, Eiweiß- und Vitamin-Mangelzustände sicher gehemmt. Deswegen ist es zweckmäßig, diese vor der Operation zu beheben.

Ohne Rücksicht auf eine Stellungsverschlechterung des Falschgelenkes wird sofort nach der stationären Aufnahme des Kranken eine intensive medico-mechanische Behandlung eingeleitet. Damit sollen bereits bestehende Bewegungseinschränkungen der Gelenke, Kontrakturen und Durchblutungsstörungen noch vor der erneuten Ruhigstellung wesentlich gebessert oder beseitigt werden. Die Funktionseinheit Muskel—Knochen—Gelenke wird so vor der Operation nochmals einer funktionellen Belastung unterworfen, wodurch gute Vorbedingungen für eine ausreichende Durchblutung der regenerativ wichtigen Gewebepartien geschaffen werden. Erst wenn die Durchblutung der Gliedmaßen normalisiert, Ödeme beseitigt und Bewegungseinschränkungen der Gelenke gebessert sind, kann die Operation stattfinden.

Wir führen die Spanentnahme und die Spananlagerung immer in Evipan-Lachgas-Narkose, eventuell kombiniert (Oberschenkel) mit einem kurz wirkenden Muskelrelaxans durch. Während des Eingriffes bildet das *Operationsgebiet* — der KIRSCHNERschen Forderung entsprechend — den *höchstliegenden Punkt* des Kranken. Den Hautschnitt zeichnen wir uns vor der Operation mit der KIRSCHNERschen Hautfarbe an.

Nach jeder Spanimplantation geben wir 5 Tage lang prophylaktisch Penicillin und Streptomycin (Hostamycin, Fortecillin, Supracillin). Außerdem wird noch Vitamin C verordnet, weil ohne dieses Vitamin keine kollagenen Fasern gebildet werden können und latente C-Mangelzustände schlecht erkennbar sind.

Im Anschluß an die Operation wird ein gepolsterter, der ganzen Länge nach aufgeschnittener Gipsverband entsprechend den bekannten Ruhigstellungsprinzipien für die einzelnen Gliedmaßen angelegt. 4 Wochen später entfernt man den gepolsterten Gipsverband und die Hautnähte. Röntgenkontrollaufnahmen orientieren dann über die Stellung der

Pseudarthrose und die Lage der Implantate. Fehlstellungen müssen zu diesem Zeitpunkt sofort ausgeglichen werden. Anschließend wird die Extremität für weitere 4 Wochen in ungepolstertem Gipsverband ruhiggestellt. Mit dem Gipswechsel verbindet man vorsichtige aktive Bewegungsübungen, um Versteifungen der Gelenke und Durchblutungsstörungen zu verhüten.

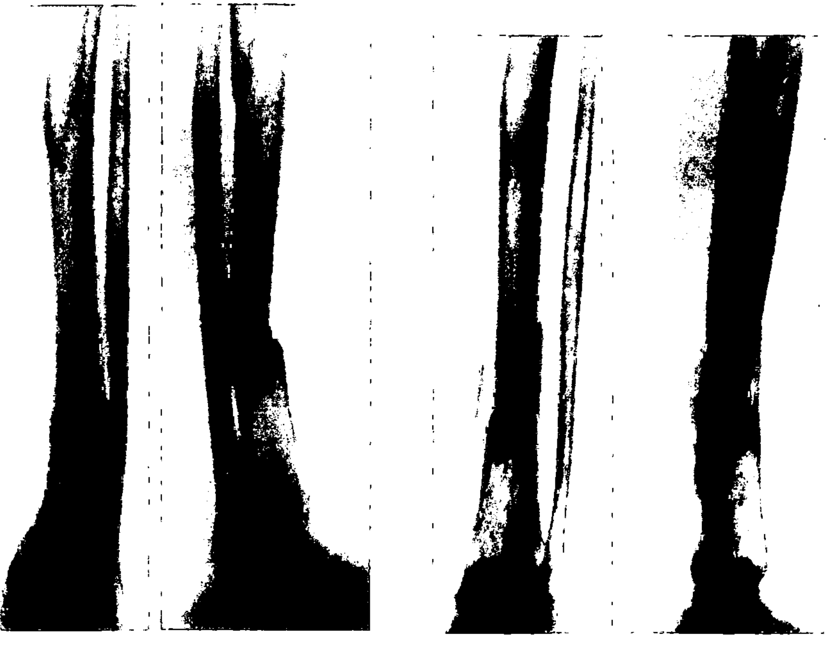

Abb. 13 a   Abb. 13 b

Abb. 13 a. Typische Schienbeinpseudarthrose durch Sperrknochenwirkung nach einjähriger Behandlung mit Gehgipsverband

Abb. 13 b. Die Schienbeinpseudarthrose von Abb. 13a vier Monate nach der Doppelspananlagerung. Die Pseudarthrose ist knöchern geheilt und der Markraum schon wieder teilweise durchgängig

Nach einer operativen Ruhigstellung von 3—4 Monaten ist durch klinische Prüfung der Festigkeit der Pseudarthrose und nach dem Röntgenbild zu entscheiden, ob die Extremität freigegeben und belastet werden kann. Erscheint die Pseudarthrose klinisch fest, und treten nach kurzen Belastungen im Zinkleimverband (Unterschenkel) oder nach der Freigabe (Unter- und Oberarm) keine wesentlichen Schmerzen an der ehemaligen Pseudarthrosenstelle auf, dann kann die Gliedmaße langsam und vorsichtig steigernd der funktionellen und statischen Belastung zugeführt werden. Es ist nicht erforderlich, daß im Röntgenbild der Pseudarthrosenspalt völlig knöchern überbrückt ist, bevor man die Kranken belasten läßt. Es genügt, wenn eine beginnende knöcherne Konsolidierung des Falschgelenkes, zusammen mit klinisch nachweisbarer Festigkeit vorhanden ist. Dies ist dann auch der Zeitpunkt, wo mit einer intensiven systematischen, aber nicht schmerzenden krankengymnastischen Nachbehandlung begonnen werden muß, die bis zur Wiedergewinnung einer zu erwartenden Beweglichkeit der Gelenke fortgeführt werden soll. Bei Unterschenkel-Pseudarthrosen werden die postoperativen statischen Beschwerden am Spanentnahme- und Spananlagerungsbein oft durch Verordnung von Einlagen nach Gipsabdruck wesentlich gebessert. Auch

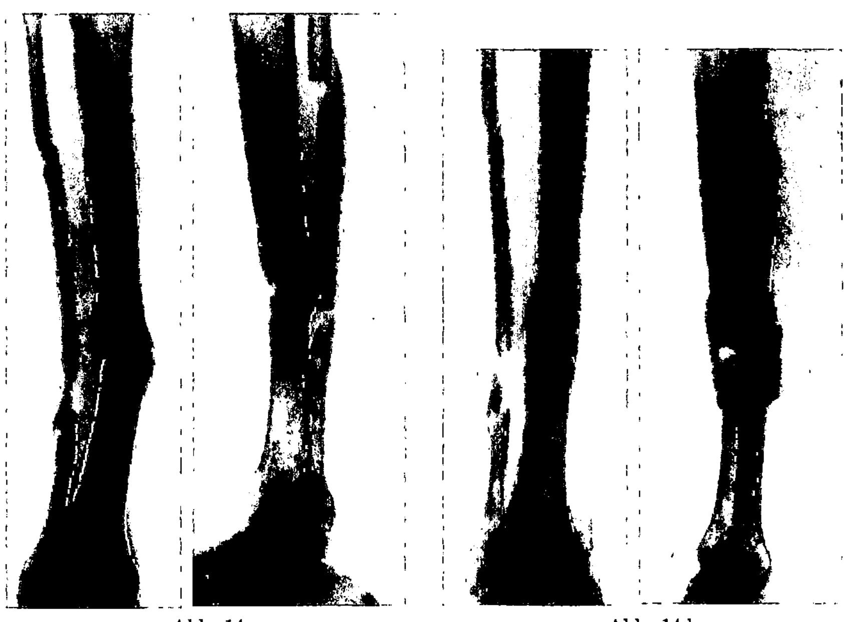

Abb. 14 a   Abb. 14 b

Abb. 14 a. Unterschenkelpseudarthrose nach Küntschernagelung und Fibulateilresektion. Die Markhöhlen sind durch Corticalisdeckel verschlossen

Abb. 14 b. Aufnahme der Unterschenkelpseudarthrose von Abb. 14a drei Monate nach der Doppelspananlagerung. Die Fehlstellung ist ausgeglichen, die Pseudarthrose knöchern geheilt und auch der Markraum öffnet sich wieder

auf passendes Schuhwerk ist in der Nachbehandlungszeit besonders zu achten.

Schließlich richten wir unser Augenmerk während der postoperativen und Nachbehandlungsperiode auf eine vitamin-, eiweiß- und schlackenreiche und eine kalorienarme Kost. Wir wollen damit eine Gewichtszunahme des Kranken verhüten, da sonst die funktionell und statisch bedingten Beschwerden noch verstärkt werden.

e) Ergebnisse

Von unseren 60 Pseudarthrosen, unter denen auch 4 Defektpseudarthrosen waren, heilten 59 nach der Spananlagerung knöchern. Wenn auf Grund einer Sammelstatistik von Fehr über 2401 Pseudarthrosenoperationen größerer Kliniken aus den Jahren 1922 bis 1952 in nur 83% der Fälle eine knöcherne Konsolidierung erreicht wurde, so spricht das doch sehr zugunsten des Verfahrens von PHEMISTER, das in dieser Statistik ausdrücklich noch nicht berücksichtigt ist. Bei einer Oberarm-Pseudarthrose entwickelte sich 3 Monate nach der Plastik eine Spanfraktur, die aber nicht der Methode selbst zur Last gelegt werden kann. Auf diesen Fall wird im Kapitel „Fehlergebnisse" (C. 2) näher eingegangen werden.

3—4 Monate nach der Spananlagerung waren fast alle Pseudarthrosen geheilt. Auch wenn der Pseudarthrosenspalt nach dieser Zeit noch zu erkennen ist (Abb. 13a, 13b, 14a, 14b), so ist bei fehlender Schmerzhaftigkeit der Falschgelenkgegend nach funktioneller Belastung die operierte Gliedmaße im allgemeinen etwa 14 Wochen nach der Operation belastungsfähig, wie auch RITTER und GRAFF angeben. Selbstverständlich ist es nach den oft sehr langen Vorbehandlungszeiten, in unseren Fällen im Durchschnitt über 400 Tage, und den meist mehrfach durchgeführten Voroperationen verschiedenster Art nicht immer möglich, eine volle Beweglichkeit aller Gelenke wieder zu erreichen. In jedem Falle wurde aber eine gute Belastungsfähigkeit der operierten Extremität erzielt.

Die röntgenologischen Ergebnisse unserer PHEMISTER-Operationen ließen erkennen, daß sich die „periostlosen und atrophischen Knochenstümpfe" (LEXER) in gut struktuierten Knochen umbauen, und daß die abgedeckelten und sklerosierten Markhöhlenabschnitte (Abb. 14a, 14b) später einen durchgehenden Markraum zeigen, auch dann, wenn die Transplantate keinen direkten knöchernen Anschluß an den Knochen gewinnen (BÜRKLE DE LA CAMP). Nach 6—8 Monaten ist der ehemalige Pseudarthrosenspalt nicht mehr zu erkennen, während schon wesentlich früher, oft schon 4 Monate nach der Operation, die Kranken wieder arbeitsfähig wurden. Weiter war ein halbes Jahr nach der Operation die vorher fast völlige Erwerbsminderung um meist über die Hälfte gebessert.

2. Fehlergebnisse der Doppelspananlagerung

a) Spanermüdungsbruch

Besonders für die Spananlagerung bei Defektpseudarthrosen gelten die Erfahrungen LEXERS bezüglich der Transplantatermüdungsbrüche auch beim Implantationsverfahren nach PHEMISTER unverändert fort.

Ursächlich müssen für unseren Transplantatbruch in erster Linie mechanische Momente verantwortlich gemacht werden. Einmal waren die an die Oberarmdefektpseudarthrose angelagerten autoplastischen Tibiaspäne zu kurz und zu schmal (Abb. 15a), und zum anderen wurde die Gliedmaße zu früh freigegeben.

Besonders bei Defektpseudarthrosen verdienen die mechanischen Gesichtspunkte bei der Spananlagerung Beachtung, da häufig gar kein derbes Pseudarthrosengewebe vorhanden ist, das schnell zur Verknöcherung angeregt werden kann. Die Implantate allein müssen vorübergehend die Stabilität der Gliedmaße gewährleisten und können versagen. Nach LEXER besteht bei dem autoplastischen Transplantat um die 12. Woche nach der Implantation und bei homoioplastischen Spänen schon etwas früher die Gefahr des Transplantatermüdungsbruches. Das rührt daher, daß am autoplastischen körpereigenen Span die Abbauvorgänge langsamer ablaufen als am homoioplastischen Implantat.

Weil wir in unserem Falle den Arm, wie bei den gewöhnlichen Pseudarthrosen nach 3 Monaten freigaben, kam es im Anschluß an die Frei-

Abb. 15a. Oben: Oberarmschaftpseudarthrose. Unten: Zustand derselben sofort nach Doppelspananlagerung. Die Späne sind zu kurz gewählt worden

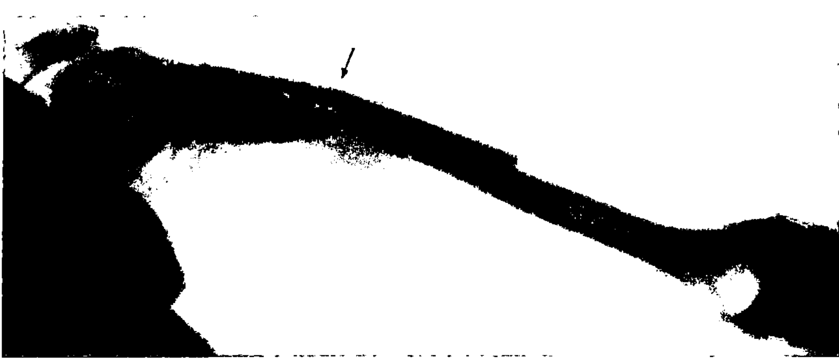

Abb. 15b. Spanermüdungsbruch 12 Wochen nach der subperiostalen Spananlagerung an die Oberarmpseudarthrose von Abb. 15a

gabe sehr schnell (Abb. 15b) zum schleichenden Transplantatbruch, der auch nach weiterer 6wöchiger Ruhigstellung keine wesentliche Heilungstendenz zeigte. Es lag ein Fehler der Technik und nicht der Methode vor, da die Späne zu kurz und schwach gewählt worden waren. Sie waren deswegen biologisch und mechanisch nicht imstande, die Voraussetzung für eine ausreichende Anregung der Osteogenese im Narbengewebe und an den Knochenstümpfen zu schaffen. Hier wird wohl eine nochmalige Anlagerung, wozu man 2 kräftige Beckenkammspäne wählen wird, notwendig werden.

Defektpseudarthrosen bedürfen — das konnten wir aus diesem Fall lernen — besonders breiter und langer Transplantate und einer Ruhigstellung von mindestens 4 Monaten, um die Gefahr des Spanermüdungsbruches auszuschalten.

b) Infektion und Sequestration der Späne

Das Spananlagerungsverfahren PHEMISTERs mit den glatten Wundverhältnissen, dem Belassen der einzelnen Gewebsschichten, der geringen Traumatisierung des Gewebes, der Schonung der Pseudarthrose

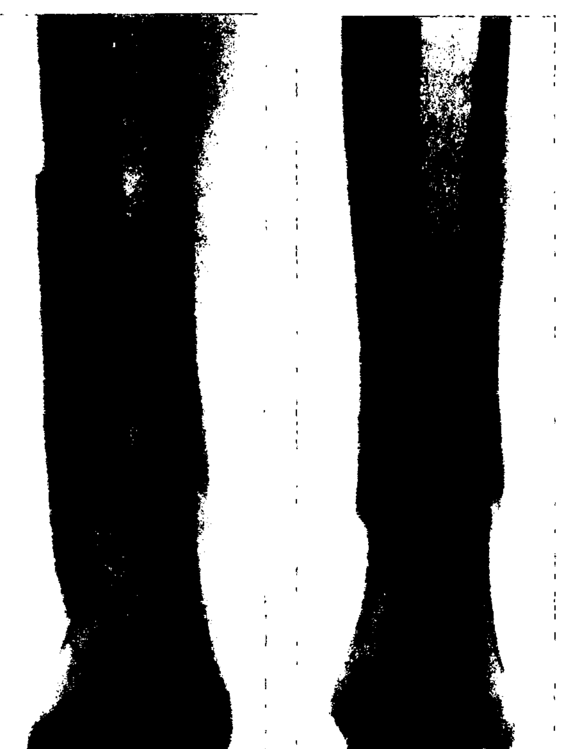

Abb. 16a. Auf dem linken Bild erkennt man einen Zustand direkt nach subperiostaler Doppelspananlagerung an eine Schienbeinpseudarthrose. 8 Wochen später findet sich auf dem rechten Bild ein Zustand nach Entfernung des medialen Spanes. Die Pseudarthrose ist trotz der Infektion am medialen Span in knöcherner Heilung begriffen

selbst und der Vermeidung von Fremdkörperversenkungen ist durch die Einfachheit und die kurze Dauer des operativen Eingriffes dazu bestimmt, Infektionsmöglichkeiten weitgehend auszuschalten. Auch GRAFF und FEHR heben darum gerade diese günstige Seite des Verfahrens hervor.

Wenn wir schließlich bei 60 Operationen nach PHEMISTER, abgesehen von einigen wenigen, kleinen, oberflächlichen, bedeutungslosen

Hautdehiszenzen nur *eine Infektion* des Wundgebietes und der Anlagerungsspäne erlebten, so zeigt das zur Genüge, wie wenig infektionsgefährdet dieser Eingriff ist.

Aber noch ein weiterer Gesichtspunkt erscheint uns bemerkenswert. Bei tiefen Wund- und Spaninfektionen nach Resektion einer Pseudarthrose entwickelt sich immer eine Ostitis der Knochenstümpfe mit Spansequestration. Der Knochendefekt wird schließlich größer als vor der Operation, und funktionell ergibt sich eine Verschlechterung des früheren Zustandes. Bei der Spananlagerung nach PHEMISTER braucht man die an und für sich natürlich unerfreuliche Infektion nicht so sehr zu fürchten, wie unser Fall zeigt. Bei diesem wurden an eine Unterschenkelpseudarthrose nach kompliziertem Unterschenkelbruch (ruhende Infektion?) 2 kräftige autoplastische Tibiaspäne angelagert (Abb. 16a). 8 Wochen später entwickelte sich eine zwar blande, aber chronische Infektion, die zu einer Wunddehiszenz und zur Entfernung des medial an der Pseudarthrose liegenden Spanes führte, der bereits in ziemlich fester Verbindung mit den beiden Fragmenten des Unterschenkels stand. Dieser klinische Befund stimmt mit den experimentellen Untersuchungen von ALTMANN (Abb. 12) überein, weil es 8 Wochen nach der Implantation nur das „fest verspannte Kollagenmaschenwerk" sein konnte, das Späne und Knochenstümpfe so fest zusammenhielt. Den

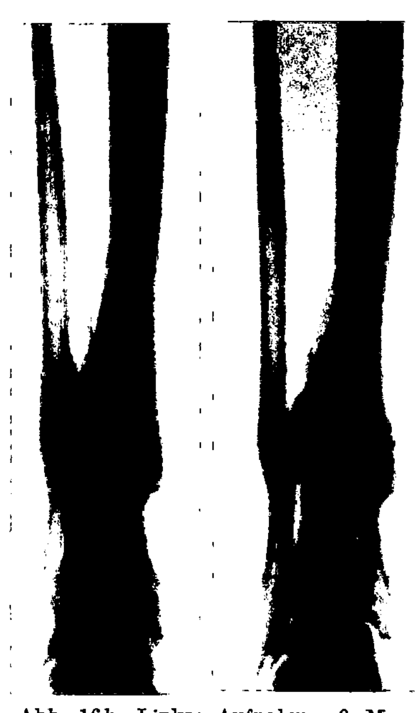

Abb. 16b. Links: Aufnahme 9 Monate nach der Spananlagerung (Abb. 16a), nachdem sich auch der laterale Span weitgehend abgestoßen hatte. Rechts: Aufnahme 11 Monate nach der Spananlagerung. Die Markhöhle ist teilweise schon wieder durchgängig. Fistellose knöcherne Heilung der Pseudarthrose trotz Spanentfernung und Infektion

Span haben wir entfernt, um damit die Ursache der Eitersekretion zu beseitigen. Die Falschgelenkgegend selbst zeigte anläßlich der Sequestrotomie keine Erscheinungen einer Beteiligung an der Infektion, im Gegenteil, man sah im Röntgenbild bereits eine beginnende Verknöcherung des Pseudarthrosengewebes (Abb. 16a). Bis 9 Monate nach der Spantransplantation hatte sich auch von dem lateral angelagerten Span ebenfalls der größte Teil abgestoßen. Einen Monat später schloß sich am Unterschenkel die letzte bestehende Fistel, nachdem die Pseudarthrose schon über 2 Monate auch röntgenologisch (Abb. 16b links) fest war. Die Aufnahme 11 Monate nach der Anlagerung (Abb. 16b rechts), nachdem der Kranke seit 2 Monaten wieder arbeitete, zeigt eine frei durchgängige Markhöhle, eine ideale Stellung und regelrechte Kalkdichte der Fragmente, wobei im Bereich der Corticalis der Pseudarthrosenspalt ganz verknöchert ist.

Abgesehen von einer leichten entzündlichen Callusbildung um die Pseudarthrose (Röntgenbild) haben die Anlagerungsspäne ihre Aufgabe vor ihrer Abstoßung oder operativen Entfernung insofern erfüllt, als das Falschgelenkgewebe durch sie in idealer Weise zur Verknöcherung angeregt wurde. Der Infektionsprozeß mit der Spanabstoßung hat hier

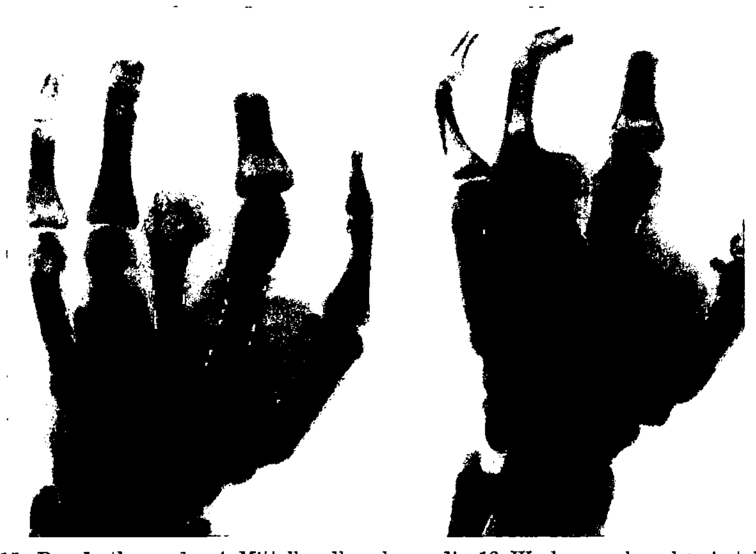

Abb. 17. Pseudarthrose des 4. Mittelhandknochens, die 12 Wochen nach subperiostaler „Bleistift"-Doppelspananlagerung klinisch geheilt war. Der Falschgelenkspalt ist im seitlichen Bild gerade noch zu erkennen

die knöcherne Heilung der Pseudarthrose nicht verzögert, sondern nur den allgemeinen Heilungsverlauf verlängert. Das Endergebnis ist aber im Gegensatz zur Infektion bei Resektion einer Pseudarthrose mit schreinermäßigen Spaneinpassungen und Drahtumschlingungen dasselbe wie bei einer nicht infizierten subperiostalen Spananlagerung.

Diese Widerstandsfähigkeit der Phemister-Methode ist gegenüber allen anderen bisherigen Transplantationsverfahren ein großer Vorzug.

3. Modifikationen der Spananlagerung

a) Doppelspananlagerung an Mittelhandknochen

Pseudarthrosen an den Mittelhandknochen wurden bisher nur nach den im wesentlichen von LEXER angegebenen Methoden (WITT) der Pseudarthrosenresektion und Spanverriegelung operativ behandelt.

Wir haben deswegen bei einer Pseudarthrose einer unbehandelten, übersehenen Fraktur des Metacarpale IV die Doppelspananlagerung durchgeführt. Wir verwendeten als Transplantate zwei kurze, bleistiftdicke Späne (Abb. 17) aus dem Beckenkamm. Es kam in diesem Falle in erster Linie auf den nutritiven und induktiven Strom aus den Spänen zum Falschgelenk an, denn eine mechanische Beunruhigung des 4. Mittelhandknochens nach Ruhigstellung im Gipsverband war nicht zu erwarten, zumal $^2/_3$ des 4. Fingers fehlten.

Die Pseudarthrose wurde durch einen nach daumenwärts konvexen, bogenförmigen Schnitt über dem Handrücken, der einen guten Zugangsweg erschloß, freigelegt, und die Späne wurden angelagert. Nach 12 Wochen Ruhigstellung durch Gipsverband war die Pseudarthrose geheilt und der Kranke 2 Wochen später wieder beschwerdefrei arbeitsfähig.

b) Einspananlagerung am Unterarmschaft
(mit und ohne innere Schienung)

Ellen- und Speichenschaft-Pseudarthrosen sind wegen ihrer Auswirkungen auf benachbarte Gelenke und auf die Greiffähigkeit der Hand besonders gefürchtet. Fast immer entstehen sie durch die distrahierende Wirkung eines Sperrknochens, der in der formativen Phase (BLOCK) der Knochenregeneration durch das Weiterwirken von Scher- und Schubkräften am

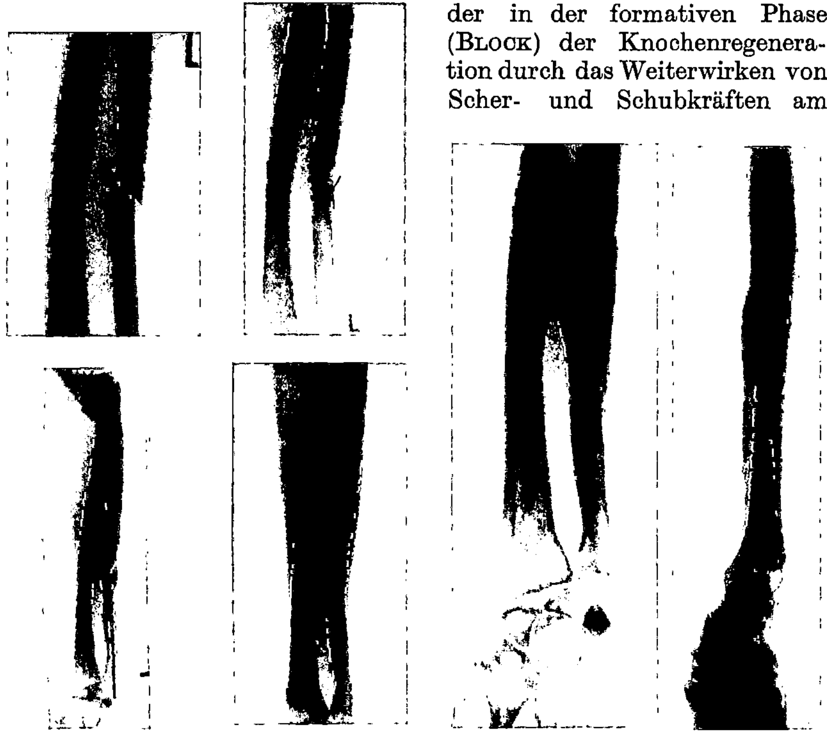

Abb. 18 a   Abb. 18 b

Abb. 18a. Ulnaschaftpseudarthrose nach Drahtumschlingung, Küntscher-Nagelung und Spongiosaplastik seit 2 Jahren bestehend

Abb. 18b. Zustand der Ulnaschaftpseudarthrose von Abb. 18a 3 Monate nach subperiostaler *Einspananlagerung*. Das Falschgelenk ist knöchern geheilt

Callusblastem die Differenzierung zu Knochengewebe verhindert. Diese Pseudarthrosen sind deswegen auch nach Resektion, Spantransplantation und Drahtumschlingung oft nicht geheilt. Auch gaben sie häufig Veranlassung zu Ermüdungsbrüchen des Transplantates. Wir haben diese Falschgelenke ebenfalls der operativen Behandlung nach PHEMISTER zugeführt. Es war in diesen Fällen sehr wichtig, darauf Rücksicht zu nehmen, daß am pseudarthrotischen, muskelatrophischen Unterarm durch die Anlagerung von 2 Spänen keine zu große Volumenzunahme hervorgerufen wird. Diese

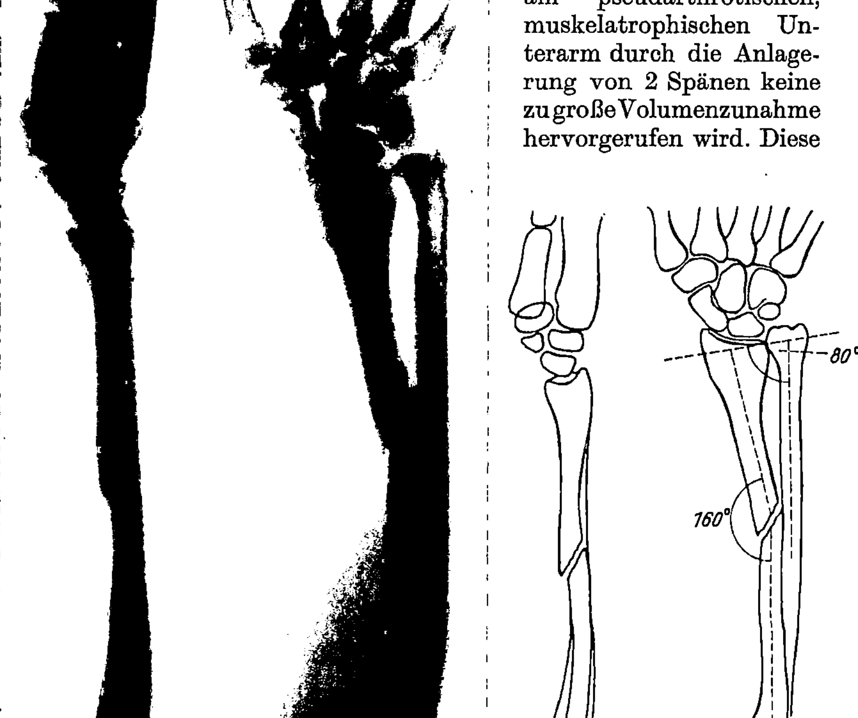

Abb. 19a. Speichenschaftpseudarthrose mit Fehlstellung, die eine innere Schienung mit Pseudarthrotomie notwendig machte

zu starke Volumenzunahme kann Durchblutungsstörungen und Wunddehiszenzen veranlassen, die unbedingt vermieden werden müssen.

Wir haben darum bei der schon vorher mit Drahtumschlingung, Küntscher-Nagelung und Spongiosaplastik anderwärts vorbehandelten Ulnapseudarthrose (Abb. 18a) den Versuch der Anlagerung nur *eines* kräftigen Tibiaspanes gemacht. 3 Monate nach der Operation und nach Ruhigstellung durch Oberarmgipsverband war der pseudarthrotische Knochen geheilt (Abb. 18b). 14 Tage später war der Kranke, der 2 Jahre erwerbsunfähig gewesen war, wieder arbeitsfähig.

Sehr ungünstig wirken sich Speichenpseudarthrosen mit Fehlstellung des distalen Fragmentes (Abb. 19a) auf die Beweglichkeit des Hand-

gelenkes und die Greiffähigkeit der Hand aus. In unserem Falle war es
nach einem Schrägbruch des Radiusschaftes durch die distrahierende
Wirkung des Sperrknochens zu dieser fehlgängigen Callusdifferenzierung
mit Spaltbildung gekommen. Erschwerend fiel hier ins Gewicht, daß
das distale Radiusfragment eine Achsenknickung von 20⁰ gegenüber
dem proximalen Bruch-
stück aufwies, wodurch
die distale Gelenkfläche
(Abb. 19a) der Speiche
eine Fehlstellung gegen-
über normalen Verhält-
nissen von 10⁰ aufwies.

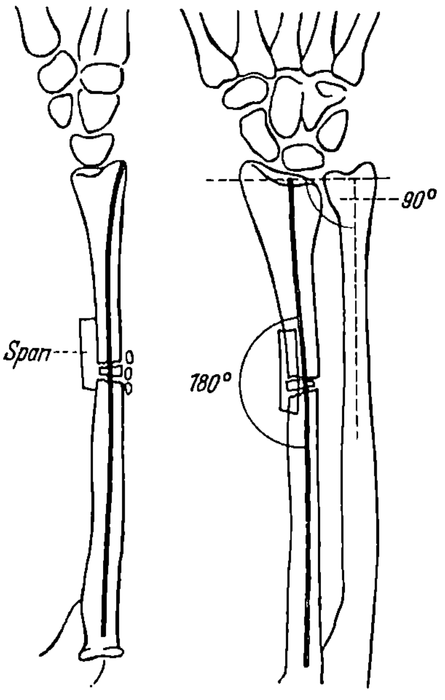

Abb. 19 b

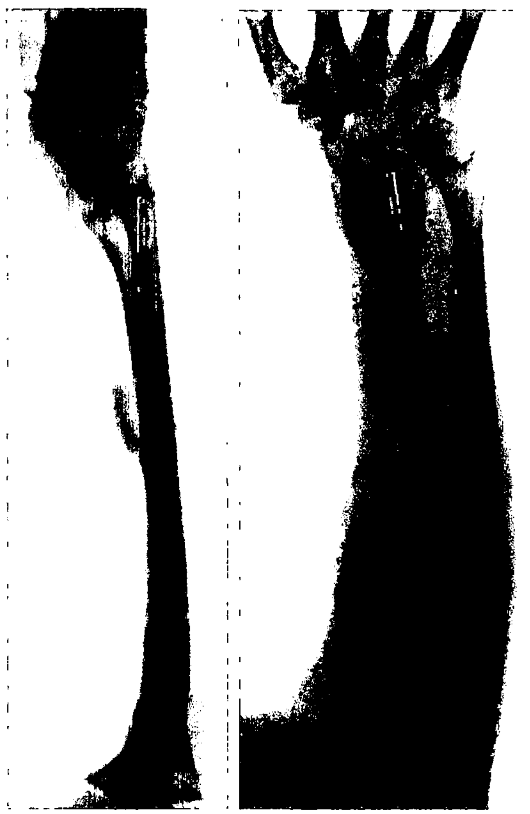

Abb. 19 c

Abb. 19b. Zustand sofort nach Pseudarthrotomie der Radius-Pseudarthrose von Abb. 19a
und innerer Schienung mit Kirschner-Draht. Nach Fragmentstellung wurde *ein* Bleistiftspan
subperiostal angelagert

Abb. 19c. Die Radiusschaftpseudarthrose von Abb. 19a ist 3 Monate nach innerer Schienung und *Einspan*anlagerung knöchern geheilt

Da Achsenknickungen von über 5⁰ zu funktionellen Fehlbelastun-
gen des Gelenkknorpels und damit zur posttraumatischen Arthrosis
deformans führen, galt es in diesem Fall, mit dem Falschgelenk
auch die Fehlstellung zu beseitigen. Wir haben deshalb durch eine
Pseudarthrotomie die schlechte Stellung behoben und die erreichte
Reposition durch innere Schienung (Abb. 19b) mit einem 1,8 mm dicken
Kirschner-Draht retiniert. Der Draht selbst wurde von distal und
streckwärts her eingeführt. Erst dann haben wir radialwärts nur *einen*

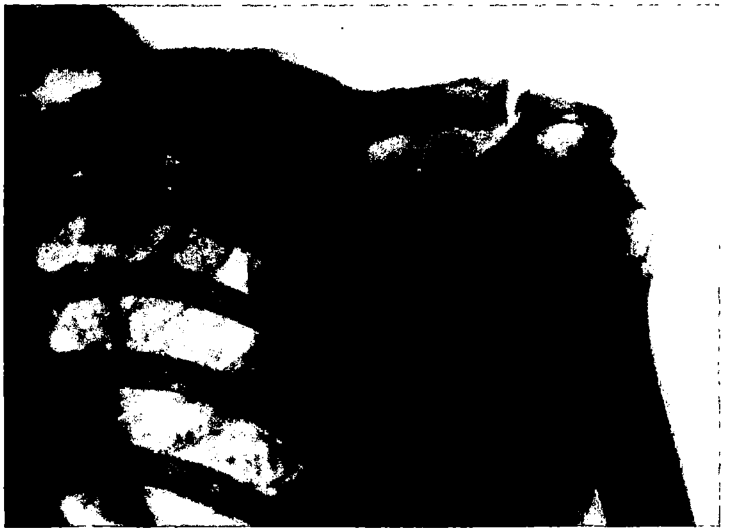

Abb. 20a. Klaffende Schlüsselbeinpseudarthrose

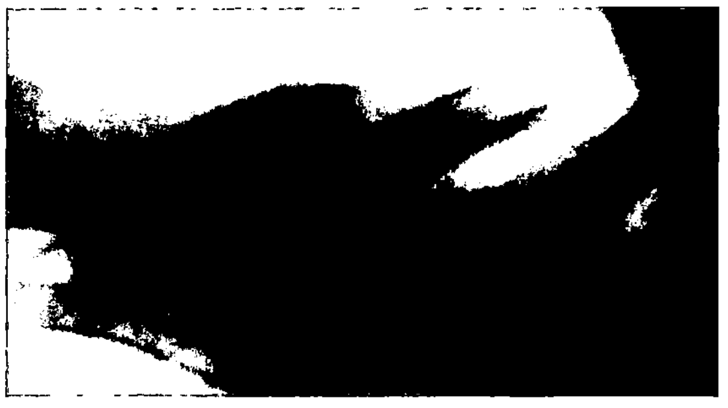

Abb. 20b. Zustand unmittelbar nach Anlagerung eines Beckenkammspanes

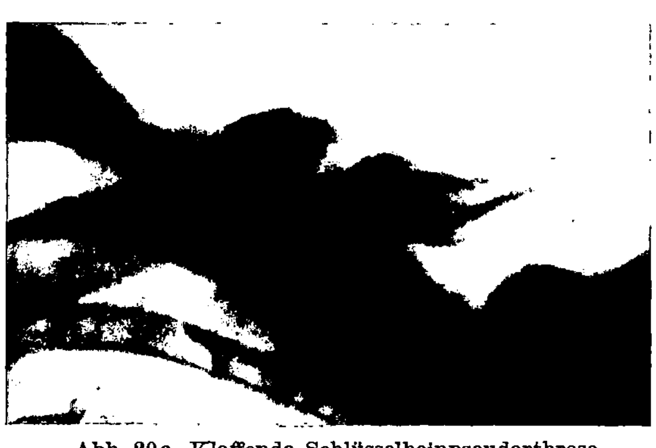

Abb. 20c. Knöcherne Heilung der Schlüsselbeinpseudarthrose 3 Monate nach Anlagerung
eines kräftigen Knochenspans

Span (Abb. 19b) aus dem Beckenkamm angelagert, um die Wundheilung durch eine zu große Volumenzunahme, wie sie durch Implantation von 2 Spänen am muskelatrophischen Unterarm entstanden wäre, nicht zu gefährden. Die Röntgenaufnahme 10 Wochen nach der inneren Schienung und Spantransplantation (Abb. 19c) zeigt die knöcherne Konsoli-

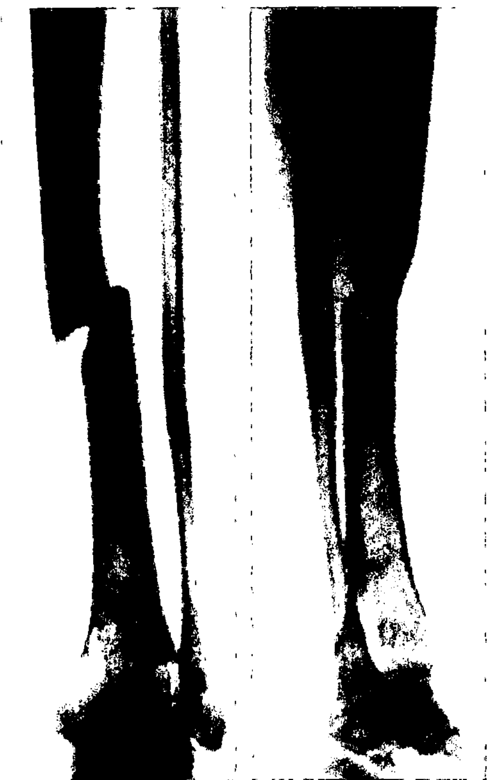

Abb. 21a. Schienbeinpseudarthrose durch Sperrknochenwirkung

dierung der Pseudarthrose und die Bildung von Spongiosakeilen an den Spanenden, wie sie ALTMANN (Abb. 12) beschrieben hat. Die vor der Operation durch die Fehlstellung des distalen Fragmentes und der Radiusgelenkfläche verursachte Störung der Handgelenksfunktion und der Griff-Fähigkeit der Hand konnte durch die Nachbehandlung behoben werden. Die Kranke war 14 Wochen nach dem Eingriff wieder arbeitsfähig.

c) Spananlagerung am Schlüsselbein

Auch für die Schlüsselbeinpseudarthrosen sind bislang nur Resektionsverfahren (SCHMIEDEN, KÜNTSCHER, WITT u. a.) mit und ohne innere oder äußere Metallschienung, Drahtumschlingung und Spantransplantation angegeben worden. Es lag deshalb nahe, auch hier einmal einen Versuch mit der subperiostalen Spananlagerung ohne Fremdkörperversenkung durchzuführen, nachdem in unserem Falle eine auswärts durchgeführte Resektions- und Transplantationsbehandlung versagt hatte. Eine Indikation zur Operation des Schlüsselbeinfalschgelenkes (Abb. 20a) lag deswegen vor, weil es sich um einen Bauschreiner handelte, der einen beschwerdefrei belastbaren Schultergürtel benötigte.

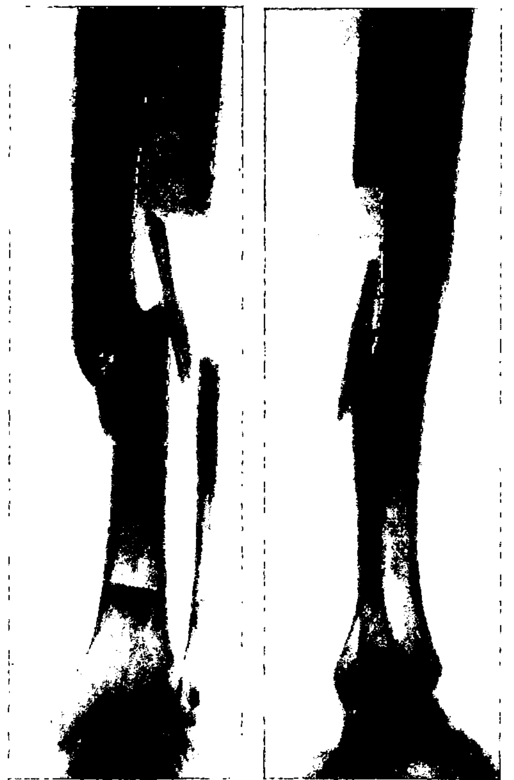

Abb. 21b. Knöcherne Heilung der Schienbeinpseudarthrose von Abb. 21a nach Fibularesektion und subperiostaler Anlagerung der längsgeteilten Fibularesektionsstücke

Ein nach caudal konvexer Hautschnitt legte die Pseudarthrose frei. Dann lagerten wir einen kräftigen Span aus dem Beckenkamm an dieses Falschgelenk kranial an (Abb. 20b). Ausgehend von den Erfahrungen an unserem Transplantatbruch (Abb. 15b) wurde ein sehr kräftiger Span implantiert, weil wir einen Ermüdungsbruch des Transplantates vermeiden wollten. Mit dem Periost zusammen haben wir, im Gegensatz zu einem früheren Fall, die an der Clavicula ansetzende Muskulatur weitgehendst geschont. Damit kam es auch hier zur Ausbildung von Spongiosakeilen im Sinne ALTMANNS. 3 Monate nach der Implantation und Ruhigstellung durch Thoraxgipsverband war die Schlüsselbeinpseudarthrose (Abb. 20c) knöchern konsolidiert.

d) Anlagerung des resezierten und geteilten Wadenbeins am Schienbein

Eingangs haben wir geschildert, daß das Verfahren der Fibula-Teilosteotomie nach BRANDT in manchen Fällen geeignet ist, eine Schienbeinpseudarthrose auf metaplastischem Wege ohne Resektion des Falschgelenkes zur knöchernen Abheilung zu bringen. Da aber die Beseitigung der Sperrknochenwirkung allein ohne zusätzliche osteo-

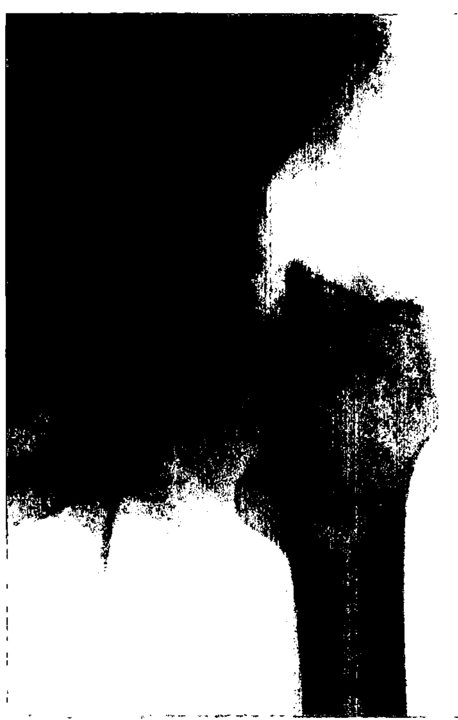

Abb. 22a. Typische Schenkelhalspseudarthrose

genetische Potenz durch Spanplastik nicht immer eine knöcherne Heilung der Pseudarthrose verbürgt, lag es nahe, das Verfahren von BRANDT mit einer subperiostalen Anlagerung von längsgeteilten Fibula-Resektionsstücken zu kombinieren.

Durch bogenförmigen, nach streckwärts konvexen Schnitt gelangten wir zur Fibula, um dort in Höhe der Schienbeinpseudarthrose (Abb. 21a) ein kräftiges Stück aus dem Wadenbein zu resezieren. Danach teilten wir dieses Resektionsstück mit der Kreissäge längs und lagerten die beiden Fibulaspäne in der üblichen Weise der Schienbeinpseudarthrose subperiostal an, nachdem wir diese durch einen neuen Hautschnitt freigelegt hatten (Abb. 21b). Dieses Verfahren, das in der Zwischenzeit noch mehrmals verwendet wurde, führt auch nach 3—4 Monaten zur sicheren knöchernen Konsolidierung von Schienbeinfalschgelenken.

e) Spananlagerung am Schenkelhals

Bei der Schenkelhalspseudarthrose leisten die Osteotomieverfahren nach PAUWELS, PUTTI, SCHANZ, BLOUNT, McMURRAY und LEADBETTER, die Doppelnagelung nach K. H. BAUER und die Knochenbolzungs- und Nagelungs- und Verschraubungsmethoden nach ABBEE, COUCHIOX, HENDERSON, COMPERE und LEE, REIMERS u. a. Wertvolles. Aber diese Verfahren sind auch nicht immer in der Lage, eine knöcherne Konsolidierung von Falschgelenken am Schenkelhals zu erreichen.

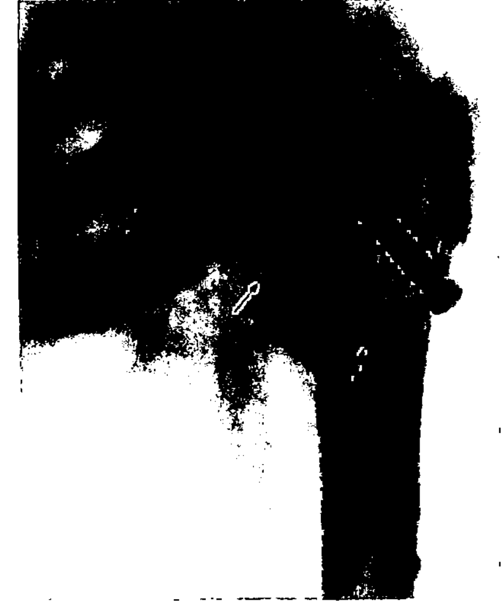
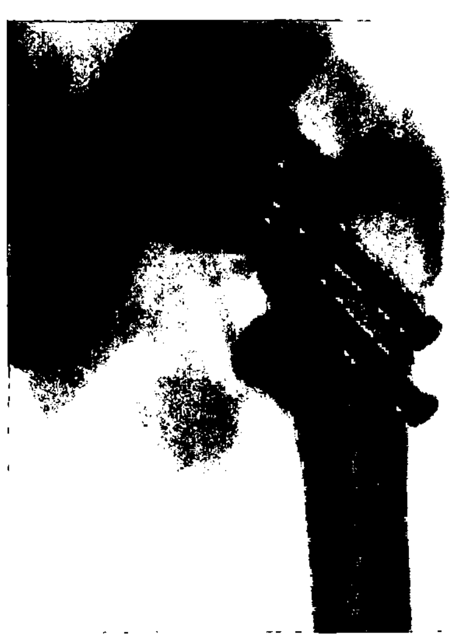

Abb. 22 b. Links: Zustand nach Doppelnagelung der Schenkelhalspseudarthrose von Abb. 22 a, die nicht zur knöchernen Heilung des Falschgelenkes führte. Rechts: Zustand nach Entfernung des distalen Nagels und paraartikulärem Einschlagen eines Spanes und knöcherner Heilung der Pseudarthrose 6 Monate später

In unserem Falle handelte es sich z. B. um einen Zustand nach Doppelnagelung (Abb. 22a und 22b links). Die Kranke, die 62 Jahre alt und sehr decrepid war, ließ man 3 Monate nach der Operation aufstehen, um weitere durch die lange Bettruhe und das Alter bedingte Kreislaufschädigungen zu verhüten. Die subjektiven Beschwerden waren in der Folge aber so, daß man sich doch zu einer 2. Operation mit dem Zweck der knöchernen Heilung der Schenkelhalspseudathrose entschließen mußte. Es lag nahe, einen möglichst kleinen Eingriff dazu zu wählen. Wir entfernten zuerst den distal liegenden Nagel. Daraufhin wurde mit der Doppelkreissäge aus dem proximalen Drittel der Außencorticalis desselben Oberschenkels ein Span entnommen. Diesen kräftigen Span trieben wir transcortical so ein, daß er der Gegend des Adamschen Bogens, d. h. der distalen Seite der Pseudarthrose anlag (Abb. 22b rechts). Nach 6 Monaten war das Falschgelenk in knöcherner Konsolidierung (Abb. 22b rechts) begriffen, und die Kranke konnte mit Stockhilfe wieder selbständig gehen.

Dieses Verfahren wird aber die bewährten Osteotomie-Operationen bei der Schenkelhalspseudarthrose *nicht* verdrängen, denn die mechanischen Komponenten der Fraktur- und Pseudarthrosenheilung sind am Schenkelhals bedeutungsvoller als die biologisch-induktiven, wie man nach den Untersuchungen von PAUWELS annehmen darf.

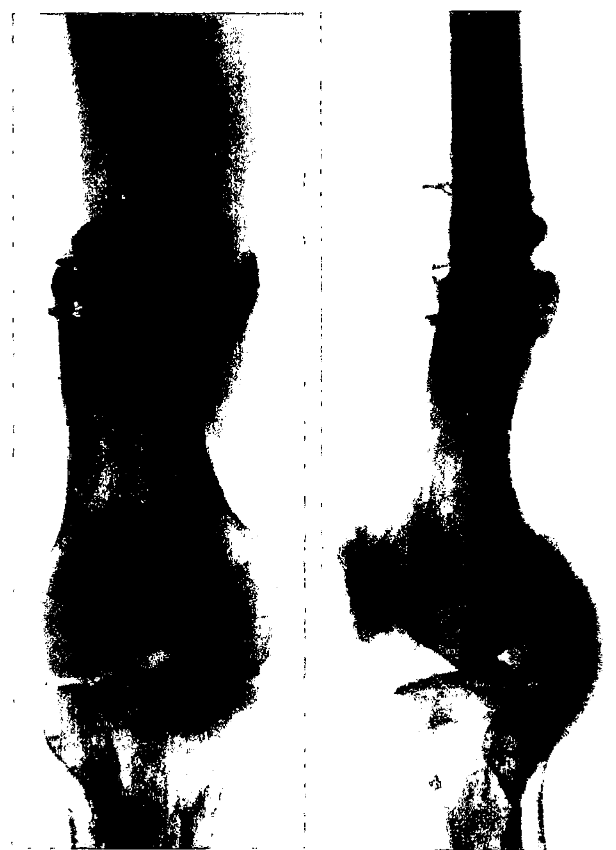

Abb. 23 a. Oberschenkelpseudarthrose nach Spanverriegelung und Drahtumschlingung mit stark sklerosierten Fragmentenden

f) Faßbohlenartige Anlagerung am Oberschenkel

Entsprechend den Erfahrungen von BÖHLER, BÜRKLE DE LA CAMP, CELLARIUS, FEHR, GEISSENDÖRFER, GULEKE, KÜNTSCHER, HELLNER, JANIK, LAURITZEN, NUSSELT, PHEMISTER, WESTERBORN, WITT u. a. und von uns ist die Marknagelung bei Oberschenkelpseudarthrosen in den meisten Fällen der Eingriff, der am schnellsten zu einer knöchernen Konsolidierung des Falschgelenkes führt und schon sehr früh eine funktionelle Behandlung zuläßt. BERNHARD und später BÜRKLE DE LA CAMP, DELITATA, FONTAINE, MERECOUX, MERLE D'AUBIGNÉ, LANGE,

PHEMISTER und wir haben eine zusätzliche Spananlagerung neben der Nagelung empfohlen oder durchgeführt, um durch das Heranbringen eines osteogenetischen Reizes das Heilungsergebnis zu sichern.

Es gibt aber auch *Gegenindikationen zur Marknagelung* bei Oberschenkelpseudarthrosen. Eine solche stellt die hochgradige Sklerosierung und durch Metalldrähte unterhaltene aseptische Entzündung

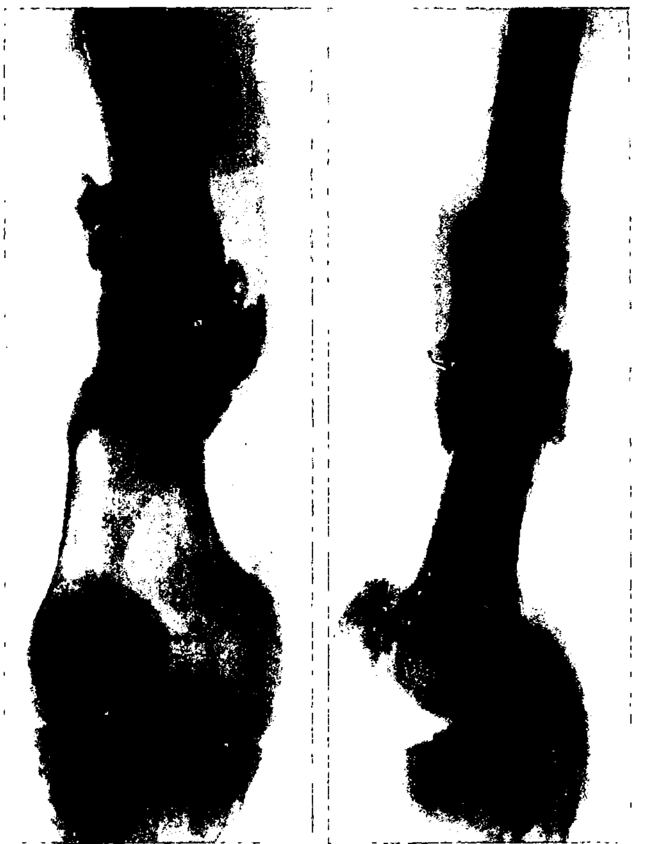

Abb. 23b. Oberschenkelpseudarthrose von Abb. 23a, Zustand 3 Monate nach teilweiser Drahtentfernung und subperiostaler faßbohlenartiger Anlagerung von 3 Beckenkammspänen. Die Pseudarthrose, die seit 2 ½ Jahren bestand, ist knöchern geheilt. Auch hier wird der Markraum trotz der starken Sklerosierung langsam wieder durchgängig

der Fragmentenden der bereits voroperierten Pseudarthrose dar. Hier besteht einmal die Gefahr, aus der aseptischen Entzündung eine septische mit Ausbreitung derselben auf die Markhöhle zu machen. Zum anderen muß durch die Nagelung mit einer Sprengung der ausgedehnt sklerotischen Fragmentenden (Abb. 23a) gerechnet werden. Damit würde, wie in unserem Falle bei dem kurzen distalen Fragment, der Sinn der Marknagelung, eine stabile Osteosynthese, nicht mehr erreicht werden können.

Wir haben nur die Drähte, die durch ihre gewebsunverträgliche Eigenschaft eine aseptische Entzündung unterhielten, entfernt und 3 kräftige Späne aus dem Beckenkamm faßbohlenartig subperiostal

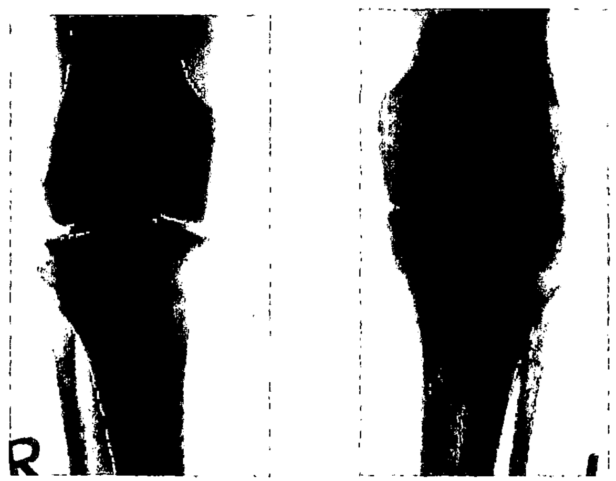

Abb. 24a. Schwere chronische Arthritis des linken Kniegelenkes

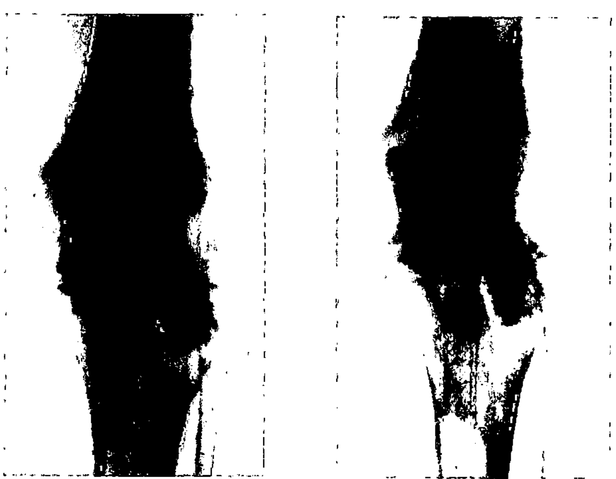

Abb. 24b. Zustand 3 und 5 Monate nach der Arthrodese durch PHEMISTERspäne. Kniegelenk knöchern versteift

(Abb. 23b) angelagert. Anschließend wurde das Bein durch Becken-gipsverband ruhiggestellt.

Die ursprünglich starke Schmerzhaftigkeit der ergebnislos ander-wärts voroperierten Pseudarthrosenstelle klang schnell ab. Das Falsch-gelenk war 4 Monate nach dem Eingriff knöchern geheilt, und der Kranke konnte mit einer Stockhilfe selbständig gehen, nachdem er 2 Jahre lang bettlägerig gewesen war.

g) Spanarthrodese

Schwere Formen von chronischer Arthritis und von Arthrosis deformans der verschiedensten Genese zwingen den Chirurgen gelegentlich zu einer Gelenkversteifung. Am häufigsten ist das am Hüftgelenk und Kniegelenk der Fall. Die meist älteren Kranken erklären sich oft mit einer Kniegelenksresektion deswegen nicht einverstanden, weil sie durch den großen Eingriff eine wesentliche Verkürzung des Beines befürchten. PITZEN, ROEREN und

Abb. 24c. Seitliche Aufnahmen des linken Kniegelenkes zu Abb. 24a und 24b.

SCHÜLLER haben deshalb schon früher Versteifungsmethoden für das Kniegelenk entwickelt, die keine Verkürzung nach sich ziehen. Von denselben Gesichtspunkten wie diese Autoren ausgehend, haben wir eine Arthrodese des Kniegelenkes durch subpatellare Doppelspananlagerung versucht.

Diese Modifikation des Verfahrens von PHEMISTER erscheint uns für die Arthrodese von arthrotischen Kniegelenken der verschiedensten Genese deswegen sehr wertvoll, weil der Eingriff einfach ist und keine Verkürzung bringt.

Das schwer arthritische, dauernd schmerzhafte Kniegelenk (Abb. 24a) wurde durch Textorschnitt aufgeklappt und 2 Tibiaspäne zwischen angefrischte Patella und Vorderseite von Tibiakopf und Femurcondylen (Abb. 24b und 24c) angelagert. Dann wurde das Bein durch Gipsverband für 3 Monate ruhiggestellt und danach mit Gipstutor belastet. Nach 4 Monaten war der Gelenkspalt in guter knöcherner Konsolidierung begriffen. Der Kranke war beschwerdefrei, zeigte keine Verkürzung des Beines und auch kosmetisch eine normale äußere Form des Kniegelenks.

h) Spanarthrodese bei neuropathischem Gelenk

Seit jeher stellten die neuropathischen Gelenkaffektionen den Chirurgen vor schwer lösbare operative Probleme. Die tabischen Kniegelenksluxationen heilen nach Resektion meist nicht knöchern, weswegen AXHAUSEN, BLENCKE — die Sauerbruchsche Schule — und viele andere diese Resektionen grundsätzlich ablehnten. FELIX ist der Meinung, daß

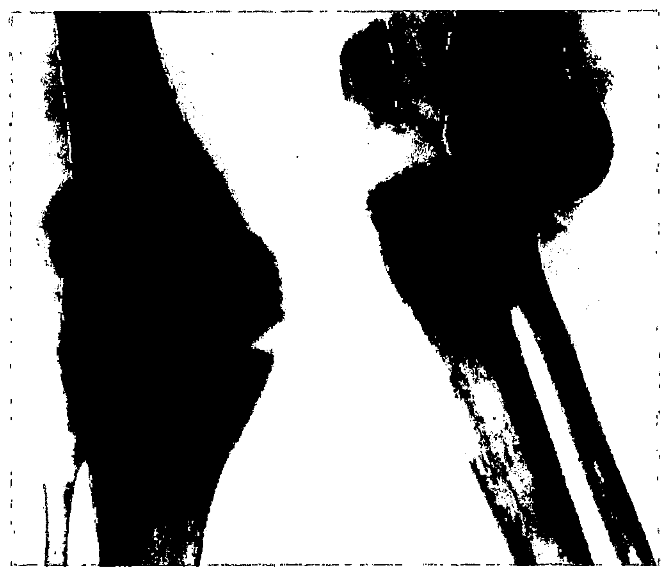

Abb. 25a. Tabische Kniegelenksluxation

die Nervenläsion den biologisch regenerativen Prozeß störe. Dadurch bleibe die knöcherne Konsolidierung der Resektionsstelle dann aus. Gerade die neuropathischen Kniegelenksaffektionen, die die Hälfte aller neuropathischen Gelenkleiden darstellen, wurden bisher nach dem Vorschlag von BLENCKE, der diesen Erkrankungen eine Monographie gewidmet hat, mit Schienenhülsenapparaten behandelt.

Bei unserer Kranken lag eine tabische Kniegelenksluxation (Abb. 25a) vor. Nach Resektion des Kniegelenks und Doppeldrahtdruckosteosynthese (Abb. 25b) entwickelte sich eine schlaffe Pseudarthrose (Abb. 25c) als Zeichen einer örtlichen Lähmung der osteogenetischen Potenzen der am Kniegelenk beteiligten Knochen.

Um eine zusätzliche osteogenetische Potenz an die Pseudarthrose heran-

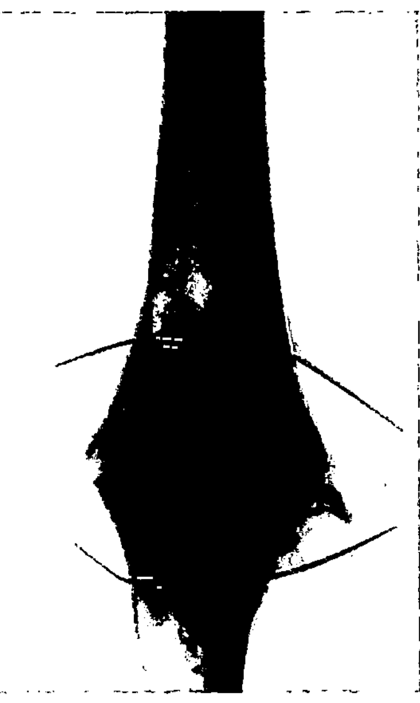

Abb. 25b. Zustand nach Kniegelenksresektion bei tabischer Kniegelenksluxation und Doppeldrahtdruckosteosynthese

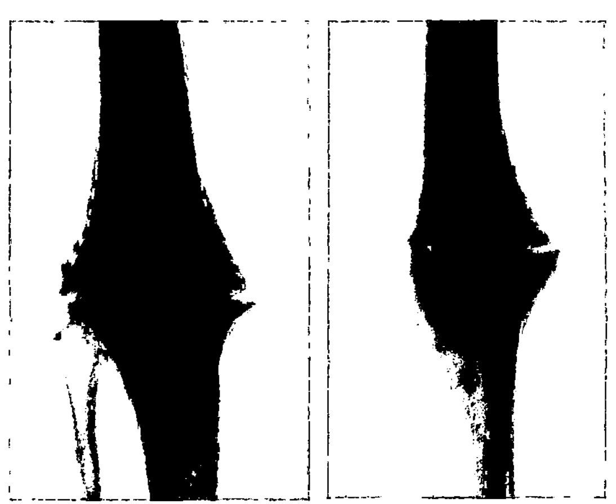

Abb. 25c. Kniegelenkspseudarthrose nach Resektion und Doppeldrahtdruckosteosynthese

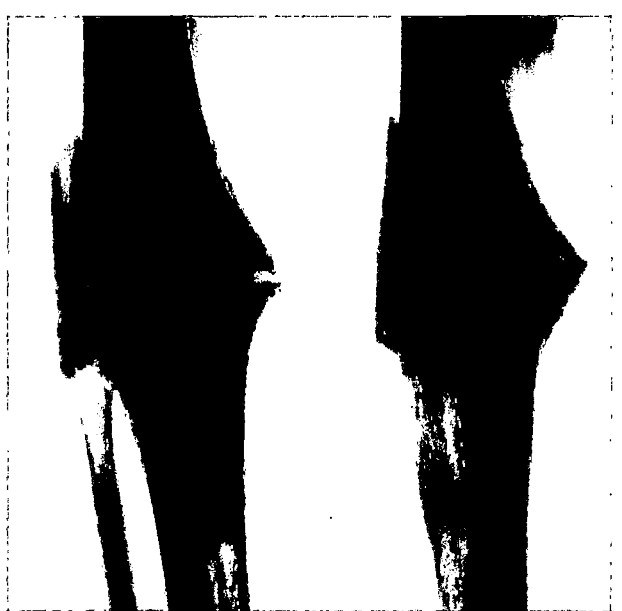

Abb. 25d. Knöcherne Heilung der Pseudarthrose von Abb. 25c nach subperiostaler Koppel-spananlagerung

zubringen, haben wir deswegen auch hier eine Doppelspananlagerung in der üblichen Weise angewendet. Nach 3 Monaten war die Pseud-arthrose in guter knöcherner Heilung begriffen, und die Kranke war mit Gipshülse gehfähig (Abb. 25d).

WUSTMANN bestätigte kürzlich, daß unser Vorgehen bei neuropathisch bedingten Pseudarthrosen mehr leistet als die Doppeldrahtdruckosteo-synthese allein. Sicher spielen vor allem auch bei der Tabes trophoneurotische Ursachen für die Entstehung der Arthropathie eine wesentliche Rolle.

BLENCKE betrachtete diese Gelenkveränderungen als eine Folge des primären Erkrankungsherdes im Mark. Ob das auch für die fehlgängigen regenerativen Vorgänge am Knochen zutrifft, scheint doch zweifelhaft, weil die örtliche Anregung der Osteogenese durch Spanimplantationen dagegen spricht (Abb. 25d). Damit stehen auch bei Pseudarthrosen, die sich nach Resektion tabischer Kniegelenke entwickeln, *örtliche* gegenüber allgemeinen Ursachen der abartigen Callusdifferenzierung im Vordergrund.

i) Drehspan bei Kniegelenksresektion

Schwere Kniefehlstellungen nach pseudarthrotisch geheilten alten Kniegelenksresektionen bedürfen, wenn sie nicht nur mit einem orthopädischen Apparat behandelt werden sollen, einer erneuten sparsamsten Resektion. Dadurch kann eine weitere Verkürzung verhütet und trotzdem ein Ausgleich der Fehlstellung erreicht werden.

Bei unserer Kranken war es unter der Apparatbehandlung der Pseudarthrose nach Resektion zu einem Oberschenkelschaftbruch gekommen. Die Verletzte wollte deswegen auf keinen Fall später wieder einen Schienenhülsenapparat tragen. Wir haben zuerst eine offene Küntscher-

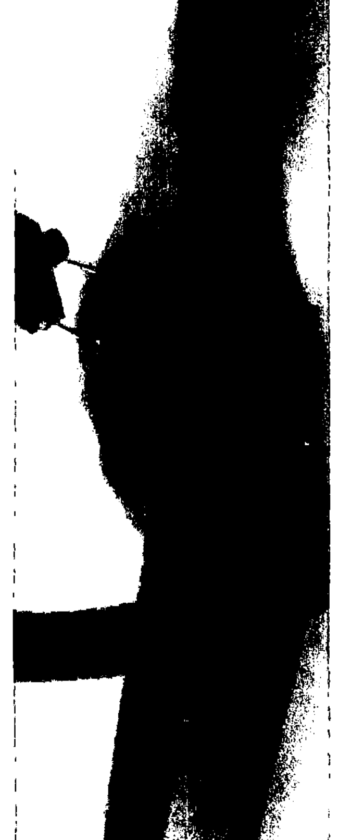
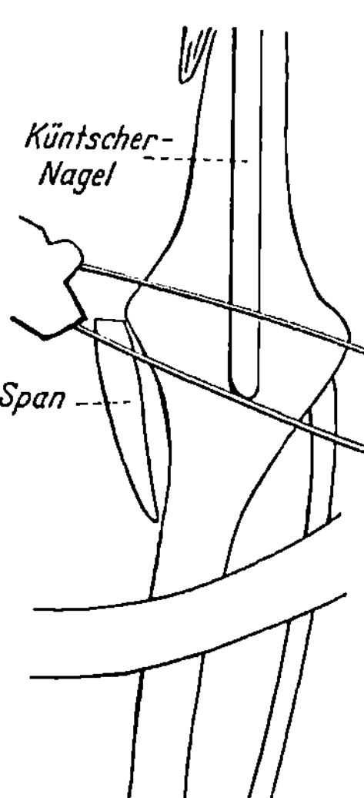

Abb. 26. Drehspan bei Kniegelenksresektion. Um bei sparsamster Kniegelenksresektion eine zusätzliche osteogenetische Potenz an die Resektionsstelle heranzutragen, wurde ein Span aus dem Schienbeinkopf entnommen, um 90° gedreht und an die Vorderseite der Resektionsstelle angelagert

Nagelung des Oberschenkels durchgeführt. 6 Wochen später erfolgte eine Anfrischung der Pseudarthrosenstümpfe am Kniegelenk, um die schwere Fehlstellung, die über 40° betrug, auszugleichen. Dann wurden die Fragmente durch Doppeldrahtdruckosteosynthese nach WUSTMANN und GREIFENSTEINER und Gipsverband immobilisiert. Gleichzeitig entnahmen wir einen kräftigen Span aus dem Schienbein·kopf, drehten das Transplantat um 90° und lagerten es an die Vorderseite der Nachresektionsstelle an (Abb. 26). So war es möglich, außer dem funktionellen, callusbildenden Druck durch den Doppelspannbügel auch noch durch ein Implantat einen zusätzlichen osteogenetischen Reiz auf das Regenerationsblastem auszuüben.

Nach 12 Wochen waren die Resektionsstelle und der Oberschenkelschaftbruch knöchern fest verheilt. Das Bein hatte durch die Stellungskorrektur 10 cm an Länge gewonnen, und die Verletzte war seit 10 Jahren zum ersten Male ohne orthopädischen Apparat als Haus- und Geschäftsfrau wieder tätig. Auch kosmetisch war das Ergebnis der Operation gut, da durch den implantierten Span die Konturen der Kniescheibe vorgetäuscht wurden. Von wesentlicher Bedeutung ist dabei der Ausgleich der Fehlstellungen, da die funktionelle und statische Belastung des Gelenkknorpels der benachbarten Gelenke wieder normalen Verhältnissen zugeführt werden konnte.

k) Spananlagerung bei verzögerter Frakturheilung

Von einer verzögerten Bruchheilung wissen wir u. a. auf Grund von Nachuntersuchungen ENDERS aus der Böhlerschen Klinik an 1636 offenen und geschlossenen Unterschenkelschaftbrüchen, daß die knöcherne Konsolidierung im Durchschnitt *3mal so lange* dauert wie bei der normalen Frakturheilung. Wenn auch die Mehrzahl aller dieser verzögert heilenden Frakturen nicht zu einer Falschgelenkbildung führt, muß man sich doch mit ZENKER u. BLASCHE, SIEBER, ENDER u. a. die Frage vorlegen, ob nicht durch eine *Frühoperation* eine wesentliche Verkürzung des Krankenlagers erreicht werden sollte. Da man in dem Verfahren PHEMISTERS nunmehr eine Methode besitzt, die im Erfolg sicher, technisch einfach und bezüglich einer Infektion ungefährlich erscheint (ENDER), fällt damit die wesentlichste frühere Gegenindikation nicht mehr ins Gewicht.

Wir stimmen BLASCHE, SIEBER, ENDER u. a. darin bei, daß dann häufiger von der Anlegespanplastik Gebrauch gemacht werden soll, wenn die knöcherne Regeneration im Bereich des Bruchspaltes ausbleibt und klinisch nach eineinhalbfacher normaler Festigungszeit noch keine Stabilisierung der Bruchstelle nachweisbar ist. Die Zeit bis zur knöchernen Konsolidierung dauert dann, wie ENDER gezeigt hat, kürzestens 44 Tage und im Durchschnitt 104,5 Tage, womit in jedem Fall eine wesentliche Verkürzung der Zeit bis zur endgültigen knöchernen Durchbauung und Festigung des verzögert heilenden Bruches erreicht ist.

Daß sich im Gegensatz zu ausgeprägten Falschgelenken oder gar Defektpseudarthrosen homoioplastische Transplantate gut verwenden lassen, hat BLASCHE nachgewiesen.

Selbstverständlich muß die Indikation zur operativen Behandlung verzögert heilender Brüche zurückhaltend gestellt werden und genauestens begründet sein. Eine Diastase der Fragmentenden, verbunden mit auffallend geringer Callusbildung und fehlender Festigung des Bruches (ENDER), sollte aber nach Überschreitung der eineinhalbfachen normalen Festigungszeit zum Anlaß genommen werden, operativ vorzugehen.

Besonders hat sich uns in einer größeren Zahl von Fällen in letzter Zeit die Anlagerung eines *längsgeteilten, gleichseitigen* resezierten *Fibulastückes*, wie auf Seite 39 (Abb. 21a und 21b) beschrieben, bewährt. Allerdings muß unbedingt gefordert werden, daß die Späne der Frakturstelle (WEISSENBORN, SCHULTE-KRUMPEN) gut anliegen, da sonst die biologische Wirkung der Spananlagerung nicht ausreichend durch die mechanische Stabilisierung (ALTMANN) unterstützt wird. Denn nur wenn die biologischen und mechanischen Voraussetzungen für eine schnelle Heilung der verzögerten Callusbildung gegeben sind, kann sich die formative und differenzierende Entwicklungsphase der Frakturheilung *gleichzeitig* abspielen und zur schnellen knöchernen Konsolidierung eines Bruches führen.

D. Zusammenfassung der tierexperimentellen und klinischen Ergebnisse

Wir hatten uns die Aufgabe gestellt, den Wirkungsmechanismus der Spananlagerung nach PHEMISTER bei Pseudarthrosen einer Erklärung zuzuführen.

Jeder Knochenbruch hat einen ganzen Komplex von Reaktionen zur Folge. Unter normalen Umständen steht aber am Ende dieser Reaktion die knöcherne Heilung der Fraktur mit weitgehender Wiederherstellung von normaler Struktur und Funktion des Knochens. Ist das nicht der Fall, d. h. bleibt die Capillarsprossung und Differenzierung neuen Knochens aus, dann kommt es zu einer Spaltbildung im Callusblastem, und es entsteht ein Falschgelenk.

Eine echte Pseudarthrose kann nur durch einen operativen Eingriff beseitigt werden. Früher glaubte man, daß allein durch Resektion der Zwischennarbe und der atrophischen, periostlosen Knochenstümpfe die Voraussetzungen für eine normale Knochenregeneration geschaffen werden können. PHEMISTER hat gezeigt, daß diese Vorstellung irrig ist.

5 Tatsachen bei der Entwicklung der knöchernen Regeneration von Pseudarthrosen nach der Spananlagerung haben uns in diesem Zusammenhang zu den durchgeführten Tierversuchen angeregt. *Einmal* ist bekannt (AXHAUSEN, LEXER), daß über Pseudarthrosen und in ihrer nächsten Umgebung kein funktionstüchtiges, normal durchblutetes Periost vorhanden ist. Die präexistierenden Osteoblasten können damit nicht für die knöcherne Heilung der Pseudarthrose allein verantwortlich sein. Auch Knochenmark und Endost spielen für die Knochenregeneration bei einem Falschgelenk keine wesentliche Rolle, da sie durch Corticalisdeckel gegen die Zwischennarbe hin abgeschlossen sind.

Zum *zweiten* ist es für die knöcherne Heilung einer Pseudarthrose nach der Spananlagerung ohne Bedeutung (PHEMISTER, BÜRKLE DE LA CAMP, NUSSELT, GEISSENDÖRFER, GRAFF, ZENKER), ob man die Späne wirklich subperiostal oder nur unter einer bindegewebigen, periostähnlichen Narbenschicht anlagert. Die Cambiumschicht des Periostes, die die präexistierenden Osteoblasten beherbergt, fehlt über der Pseudarthrose fast immer. *Drittens* veranlassen die „Phemister-Späne", auch wenn sie nicht mit dem Falschgelenk oder mit dem Knochen in knöcherne Verbindung gebracht werden können (BÜRKLE DE LA CAMP) eine Ausheilung von Falschgelenken. *Viertens* induzierten sogar ausgekochte, homioplastische Späne, deren Zellen sicher tot sind, eine Verknöcherung des Narbenblastems von Falschgelenken (ZENKER u. BLASCHE). *Schließlich* können Pseudarthrosen auch trotz Abstoßung und entzündlicher Sequestration der Anlagerungsspäne (Abb. 16a und 16b) knöchern heilen.

Es ist somit nur erforderlich, an der Zwischennarbe, an den periostlosen und atrophischen Knochenstümpfen und im Lagerbindegewebe Verhältnisse zu schaffen, die die vorübergehend *erschöpften osteogenetischen Potenzen* dieser Gewebepartien zu neuer Regenerationstätigkeit *anregen*. Dabei ist vor allem zu beachten, daß Knochenregeneration nur dann' möglich ist, wenn die hierzu notwendigen *mechanischen und biologischen Voraussetzungen* geschaffen werden. · ·

Um den *biologischen* Anteil des Wirkungsmechanismus der Spananlagerung einem Erklärungsversuch zuführen zu können, haben wir im Tierversuch die Spananlagerung nach PHEMISTER nachgeahmt.

Durch Serienquerschnitte, die die verschiedenartige Entwicklung des Callusblastems unter Zug- und Druckwirkung (Streck- und Beugeseite) besser erkennen lassen als Einzellängsschnitte, konnten wir unsere Fragestellung (Seite 12) wie folgt beantworten:

Jedes Callusgewebe zeigt eine starke Affinität zu radioaktivem Phosphor. Wenn nun der biologische Quotient an der Frakturstelle durch die gesteigerten Anbauvorgänge über der Größe 1 liegt, dann kommt es an dieser Stelle auch zur gesteigerten Anlagerung von Phosphor in der organischen Matrix. Das Periost beteiligt sich ebenso wie die Corticalis und das Endost an der distalen und proximalen Grenze des Callusgewebes mehr oder weniger weitgehend an der P^{32}-Einlagerung. Das bedeutet, daß das gesamte lebende Periost sowie Corticalis und Endost des frakturierten Oberschenkels an den erhöhten Stoffwechselvorgängen während der regenerativen Phase beteiligt sind. Der radioaktive Phosphor muß über den Blutweg aus den Corticalisröhrenspänen zum lebenden Knochen fließen. Einmal deswegen, weil in dem Gewebe zwischen Anlagerungsspan und Callus- oder Pseudarthrosenblastem autoradiographisch keine Tracer-Substanz nachweisbar war. Zum anderen fand sich kein örtlicher Zusammenhang zwischen der Lage der implantierten radioaktiven Späne und der Einlagerung der Tracer-Substanz im Callus- oder Pseudarthrosengewebe. Die Strahlungskonzentrationen lagen vielmehr immer im Bereich der Druckbeanspruchung des Callusblastems, also dort, wo zuerst kristalline Substanzen (Apatitkristalle) eingelagert wurden, die die Fähigkeit haben, Phosphor an ihrer

Oberfläche anzulagern. Drittens spricht folgende Feststellung dafür, daß der Antransport der Tracer-Substanz zum Regenerationsblastem über den Blutweg erfolgen muß. Wenn wir nämlich die radioaktiven Späne an einem Oberschenkel implantieren und den kontralateralen Oberschenkel frakturieren, dann sehen wir bei gleicher Dosierung eine ebenso kräftige β-Strahlung, wie wenn der Span der Fraktur selbst angelagert gewesen wäre. Schließlich ist noch viertens zu bedenken, daß der radioaktive Indikator sich in den *Implantaten* durch Diffusion völlig gleichmäßig in der Corticalis verteilt. Im Gegensatz hierzu kommt es am *lebenden* Tierknochen in der Konzentrationsabstufung: frisches Callusgewebe — frakturnahes — frakturfernes Endost und Periost und frakturnahe — frakturferne Corticalis zur Anlagerung der Tracer-Substanz. Auch hier war wiederum kein örtlicher Zusammenhang der Konzentrationsabstufung der β-Strahlung zur Lage der radioaktiven Späne erkennbar. Das scheint ein weiterer Grund zu sein, der dafür spricht, daß P^{32} und was sich ihm vielleicht anschließt (Calcium und andere Mineralien, Nekrohormone, K-Faktor) in der Hauptsache über die Blutbahn zum Knochen und seinem Regenerationsblastem fließen muß. Dabei soll dahingestellt sein, ob der radioaktive Phosphor, mit dem, wie KARCHER gezeigt hat, das Calcium immer konform geht, auf dem Schlitten der nutritiv-induktiven Substanzen zum Callusgewebe gleitet, oder ob das Umgekehrte der Fall ist.

Unsere Untersuchungen, die gezeigt haben, daß aus radioaktiven Röhrenspänen ein autoradiographisch beurteilt qualitativ und quantitativ gleichmäßiger Einstrom von P^{32} in die organische Matrix des Callusblastems erfolgt, könnten dafür sprechen, daß Phosphor und Calcium den Schlitten für die nutritiv-induktiven Substanzen darstellen.

Ein wichtiges Ergebnis unserer experimentellen Untersuchungen liegt weiterhin noch darin, daß im Callusgewebe nur auf der Beugeseite der Fraktur unter funktionellem Druck in der ersten, formativen Phase der Bruchheilung kristalline Körper eingelagert werden, wie die „Halbmondform" der β-Strahlung zeigt (Abb. 5). Im Pseudarthrosenblastem erkennt man dagegen im Serienquerschnitt eine ganz schwach diffuse Einlagerung der Tracer-Substanz. Daraus scheint hervorzugehen, daß die fehlgängige Knochenregeneration mit Spaltbildung im Callusblastem bereits in der formativen Phase (BLOCK) beginnt und die zweite oder differenzierende Entwicklungsphase der Callusentwicklung mit Bildung kristalliner Körper gar nicht eintreten kann. Das würde bedeuten, daß in erster Linie eine abartige Knochenregeneration in der afunktionellen oder formativen Phase der Frakturheilung für die Bildung von Pseudarthrosen ursächlich verantwortlich gemacht werden muß.

Bei dem operativen Verfahren der Spananlagerung nach PHEMISTER werden die biologischen und mechanischen Voraussetzungen der Knochenregeneration gleichermaßen berücksichtigt. Einmal überwiegen die mechanischen Gegebenheiten und ein anderes Mal die biologischen Wirkungsmechanismen bei der Differenzierung von Osteoblasten aus dem unspezifischen Narbenblastem. Zum dritten können sich auch beide Formen der Beeinflussung des Blastems der Pseudarthrose die

Waage halten, wobei grundsätzlich natürlich davon ausgegangen werden muß, daß letztendlich Osteoblasten die Regeneration von Knochengewebe hervorrufen.

Mechanische Wirkungsmechanismen standen z. B. bei der knöchernen Heilung der Schienbeinpseudarthrosen, die wir auf Seite 30 beschrieben und auf Abb. 16a gezeigt haben, im Vordergrund. Das von ALTMANN beschriebene kollagene, fest verspannte Maschenwerk über den Spänen beiderseits der Pseudarthrose (Abb. 16b) muß hier das Pseudarthrosenblastem mechanisch derartig geschützt haben, daß auch nach Abstoßung der Späne eine Verknöcherung des Falschgelenkes noch eintrat. Die nicht ausreichende Berücksichtigung mechanischer Voraussetzungen der knöchernen Heilung von Pseudarthrosen kann zu Mißerfolgen führen. Insbesondere kommt bei Defektpseudarthrosen, denen oft eine kräftige Zwischennarbe fehlt, dem Kollagenmaschenwerk über den Spänen eine besondere Bedeutung zu. Versagt das Maschenwerk, weil nicht ausreichend große Späne implantiert wurden, und das Lehrgerüst zu dürftig ist, dann kommt es zum Transplantatbruch (Abb. 15b), und die biologischen Mechanismen der Spanverpflanzung können nicht zur Wirkung gelangen.

In anderen Fällen sind besonders die biologisch-induktiven Reaktionen im Anschluß an die Spananlagerung von Bedeutung. Wenn ein kältekonservierter Span subperiostal angelagert zur knöchernen Heilung einer Oberarmpseudarthrose führt (BÜRKLE DE LA CAMP), ohne daß das Implantat selbst knöcherne Verbindung mit dem Transplantatlager aufnimmt, dann hat das reine, kältekonservierte Corticalisimplantat ohne Mark, Periost und Endost somit die Fähigkeit bewiesen, die erloschenen osteogenetischen Fähigkeiten des Pseudarthrosenblastems wieder zu erwecken. Dies scheint zusammen mit der Periostlosigkeit der Knochenstümpfe doch einem Beweis dafür nahezukommen, daß der *Corticalis* selbst, biologisch gesehen, große Bedeutung bei *Anregung* knochenregeneratorischer Prozesse zufällt. Wie wäre es sonst denkbar, daß sich eine Clavicula-Pseudarthrose, deren Rezidivneigung bekannt ist und die sich auch durch Thoraxgipsverband nicht völlig ruhigstellen läßt, nur durch die Anlagerung eines kräftigen, periostlosen Spanes zur knöchernen Heilung (Abb. 20a, b u. c) bringen läßt. Wie wichtig diese Anregung ist, zeigt der Fall auf Abb. 14a, bei dem es trotz Fibularesektion und Küntscher-Nagelung nicht zur Heilung des Tibia-Falschgelenkes gekommen war. Mechanische Maßnahmen waren allein nicht ausreichend; erst die Implantation der Corticalisspäne konnte die gelähmte, aber nicht verlorengegangene Knochenregenerationsfähigkeit (Abb. 14b) wieder erwecken. Ideal ist es natürlich, wenn sich nach der subperiostalen Spananlagerung mechanische und biologische Wirkungsmechanismen die Waage halten. Dann kommt es, wie in der Mehrzahl der Fälle, zu einer knöchernen Verbindung des Implantates mit Knochenstümpfen und Pseudarthrosengewebe, zur Ausbildung von Spongiosakeilen und schnellen Verknöcherung des Zwischennarbenblastems (Abb. 13b). *Die formative und die differenzierende Entwicklungsphase der normalen Frakturheilung werden dann nach der Implantation zu einer Heilungsphase durch die bereits gegebenen mechanischen und geweblichen Voraussetzungen vereinigt.* Das Ergebnis ist eine schnelle knöcherne Heilung der Pseudarthrose mit Bildung funktionell und strukturell vollwertigen Knochens.

Wichtig ist in diesem Zusammenhang auch noch das Ergebnis der Doppelspananlagerung an die tabische Kniegelenkspseudarthrose. Es ist bei den hier gegebenen örtlichen Verhältnissen nicht anzunehmen, daß die beiden Späne in der Lage wären, mechanisch günstigere Voraussetzungen für die Knochenregeneration zu schaffen als die Doppeldrahtdruckosteosynthese. Die *Anwesenheit* der Corticalisspäne *allein* genügte neben der Ruhigstellung, die durch die Tabes gestörten Differenzierungsmechanismen des Pseudarthrosenblastems zu induzieren. Ein weiterer Beweis für die osteogenetische Bedeutung der Corticalis und dafür, daß unspezifisches Bindegewebe zur Knochenbildung induziert werden kann.

Schließlich noch ein Wort zu dem *induktiven* oder Organisatorstoff selbst, der anscheinend mithilft, die Knochenbildung im Pseudarthrosenblastem anzuregen. Wie wir zeigen konnten, fließt aus oben und unten wasserdicht verschlossenen implantierten, röhrenförmigen Corticalistransplantaten radioaktiver Phosphor über die Blutbahn fast elektiv zu den Knochenstümpfen und von dort durch Diffusion zum Callusblastem. Wenn auch jeder Theorie in der Biologie nur Wahrscheinlichkeitswert zukommt, so besteht vielleicht doch die Möglichkeit, daß mit diesem schwachen Strom auch nutritiv-induktive Elemente wie Mineralien, Nekrohormone, K-Faktor und Organisatorstoffe mitgerissen werden. ROTH glaubt, daß es sich bei diesen Stoffen um extracelluläre Substanzen aus der Corticalis mit proteinem Anteil und mineraler Struktur handelt, die durch Auskochen oder Kältekonservierung nicht zerstört werden. Grundsätzlich möchten wir aber abschließend bemerken, daß die biologisch-induktiven Faktoren in ihrer Bedeutung für die knöcherne Heilung von Pseudarthrosen nach Anwendung des Verfahrens PHEMISTERS gegenüber den mechanischen Faktoren wie Ruhigstellung und Leitgerüst weit zurücktreten.

Die Spananlagerung nach PHEMISTER und ihre dargestellten Modifikationen sind damit sowohl von mechanischen und biologischen Gesichtspunkten aus betrachtet, als auch unter dem Gesichtswinkel der geringen Infektionsgefährdung und der Einfachheit des Eingriffes die idealsten Verfahren zur erfolgreichen Beseitigung der gewöhnlichen und der neuropathischen Falschgelenke und der Defektpseudarthrosen. Der Wirkungsmechanismus der subperiostalen Implantation findet u. E. anscheinend darin seine Erklärung, daß die erste oder formative und die zweite oder differenzierende Entwicklungsphase durch die für die Knochenregeneration geschaffenen günstigen mechanischen und biologischen Voraussetzungen zu einer reparativen Phase verschmolzen werden. Bei den früheren Verfahren der Resektion von Pseudarthrosen mit Spanverriegelung mußte die Verknöcherung der Pseudarthrose beide Stadien hintereinander durchlaufen, wodurch die Gefahr eines Rezidivs des Falschgelenkes gegeben war. Weil induktive und appositionelle Regenerationsvorgänge beim Verfahren PHEMISTERS zugleich ablaufen können, kommt es zur schnellen knöchernen Heilung der Pseudarthrose und zur Wiederherstellung von nach Form und Funktion normalem Knochen. Damit kann auch die Gefahr eines Rezidivs von Falschgelenken bei folgerichtigem operativen Vorgehen vermieden werden.

Literatur

ABBOTH, J. D.: S. unter H. SCHWIEGK. — ALBEE, F. H.: An Experimental Study of Bone Growth and the Spinal Bone Transplant. J. Amer. Med. Assoc. 60, 1044 (1913). — Evolution of Bone Graft Surgery. Am. J. Surg. 63, 421 (1944). — ALTMANN, K.: Experimentelle Untersuchungen über mechanische Ursachen der Knochenbildung. Z. Anat. 114, 457 (1949/50). — Untersuchungen über die Frakturheilung unter besonderen experimentellen Bedingungen. Ein Beitrag zur Biomechanik der Frakturheilung. Z. Anat. 115, 52 (1950). — ANNERSTEN, S.: Über die Osteogenese bei der Frakturheilung. Chirurg 13, 76 (1941). — AXHAUSEN, G.: Die histologischen und klinischen Gesetze der freien Osteoplastik auf Grund von Tierversuchen. Arch. klin. Chir. 88, 23 (1909). — Über die erhöhte Anwendbarkeit der freien Knochenüberpflanzung in der Kieferchirurgie mittels der Knochenverpflanzung. Chirurg 1, 23 (1928). — Ist die „klassische Osteoblastenlehre" bei der freien Knochentransplantation unhaltbar geworden ? Chirurg 22, 163 (1951). — BAETZNER, W.: Über experimentelle freie Periostverpflanzung. Arch. klin. Chir. 118, 504 (1921). BÄTZNER, K.: Weitere Ergebnisse und Fortschritte der chirurgischen Behandlung von Pseudarthrosen und Knochendefekten nach schwerem Unfall und Kriegsverletzungen. Bruns' Beitr. 178, 239 (1949). — BANCROFT, F. W.: The Use of Small Bone Transplantsin Bridging a Bone Defekt. Ann. Surg. 67, 457 (1918). — BARTH, A.: Über histologische Befunde nach Knochenimplantation. Arch. klin. Chir. 46, 859 (1908). — Über Osteoplastik. Arch. klin. Chir. 86, 859 (1908). — BAUER, K. H.: Kurzer Beitrag zum Schenkelhalsproblem, besonders über Heilung der Schenkelhalspseudarthrose durch Doppelbolzung. Zbl. Chir. 1941, 2239. — BECK, A.: Die Behandlung der Pseudarthrosen mit Knochenbohrung. Zbl. Chir. 2802 (1931). — Erfahrungen bei der Behandlung der Pseudarthrosen durch Bolzung. Zbl. Chir. 827 (1933). — BERGMANN, E.: Zur Frage der endostalen Callusbildung. Arch. klin. Chir. 129, 490 (1924). — BERTELSEN, A.: On Transplantation of cancellous Bone from the Iliac Crest. Acta orthop. scand. 19, 481 (1950). — Ref. z. Org. Chir. 119, 241 (1951). — BIER, A.: Über Knochenregeneration, über Pseudarthrosen und über Knochentransplantation. Arch. klin. Chir. 127, 1 (1923). — BLANKE, K.: Zur Spananlagerung nach Phemister (dort weitere Literaturangaben). Chirurg 24, 514 (1933). — Beitrag zur Frage der Entstehung der Myositis ossificans traumatica. Mschr. Unfallheilk. 56, 17 (1953). — Bericht Unfallchirurg. Tagung Frankfurt a. M. 1953, 105. — BLASCHE, D.: Homoioplastische Transplantation bei verzögerter Heilung von Unterschenkelbrüchen. Langenbecks Arch. u. Dtsch. Z. Chir. 267, 180 (1955). — BLENCKE, A. u. B.: Die neuropathischen Knochen- und Gelenkaffektionen. Deutsche Orthopädie, Bd. 8. Stuttgart: Enke-Verlag 1931. — BLOCK, W.: Die normale und gestörte Knochenbruchheilung. Neue Deutsche Chirurgie, Bd. 62. Stuttgart: Enke-Verlag 1940. — BRANDES, M.: Die Heilung größerer Tibiadefekte durch Transplantation. Z. orthop. Chir. 1913, 33. — BRANDT, G.: Verzögerte Knochenbruchheilung und Pseudarthrosenbildung. Ihre Ursachen und Behandlung. Leipzig: Georg Thieme Verlag 1937. — BRUNS, P. v.: Über Transplantation von Knochenmark. Arch. klin. Chir. 26, 661 (1881). — BÖHLER, J., u. G. RUPP: Weitere Erfahrungen mit der Knochenbank. Arch. orthop. Unfall-Chir. 45, 164 (1952). — BORST, M.: In „Pathologische Anatomie", herausgegeben von L. ASCHOFF, Jena: Verlag Gustav Fischer 1909. — BÜRKLE de la CAMP, H.: Erfahrungen mit der Kältekonservierung und der Verpflanzung homoioplastischer Knochentransplantate. Die Medizinische 14, 449 (1953). — Zur Pseudarthrosenbehandlung mit Knochenverpflanzungen. Helvet. chir. Acta. Vol. 20, Fasc. 415, 383 (1953). — Bericht Unfallchir. Tagg. Frankfurt a. M. 1953, 108. — BUSH, L. F., and C. ZENT GARBER: The Bone Bank. J. Amer. Med. Assoc. 137, 588 (1948). — BUSH, L. F.: Use of Homogenous Bone Grafts. J. Bone Surg. 29, 620 (1947). — CHIARI, O.: Vorläufige Mitteilungen über Knochenmarkstransplantation. Münch. Med. Wschr. 1912, 2502.

— Dubois, M.: Beiträge zur Biologie des Knochens und zur orthopädisch-chirurgischen Therapie der Spondylitis tuberculosa. Beilageh. d. Z. orthop. Chir. Bd. 48, (1927). — Die Pathophysiologie der Pseudarthrose. Helvet. chir. Acta. Vol 20 Fasc. 415, 334 (1953). — Ender, J.: Erfahrungen mit dem Anlegespan bei der Behandlung von Pseudarthrosen und von Brüchen mit verzögerter Heilung. Chirurg 25—9, S. 409 (1954). — Epstejn, L. J.: Einige Fälle von Pseudarthrosenheilung ohne Eingriff an der Pseudarthrose selbst. Leningrad, Vestn. Chir. 70, 36 (1950). Ref.: Z. Org. Chir. 118, 419 (1951). — Falkenhein, M., E. E. Underwood, and Hodge s. unter Wojta. — Fehr, A. M.: Die Behandlung der Pseudarthrose und ihre Ergebnisse. — Helvet. chir. Acta, Vol. 20, Fasc. 4/5 (1953), 355. — Geissendörfer, R.: Die Knochenspanplastik nach Phemister bei Pseudarthrosen. Bruns' Beitr. 180, 419 (1950). — Bericht Unfallchir. Tagg. Frankf. M. 1953, 106. — Gelbke, H., u. W. Herzog,: Beitrag zur experimentellen heterotropen Knochenbildung in der Muskulatur beim Hund. Zbl. Path. 87, 167 (1951). — Graff, U.: Weitere Ergebnisse der Pseudarthrosenbehandlung mittels der Spananlagerung nach Phemister. Bruns' Beitr. 187, 233 (1953). — Die Phemisterplastik bei Pseudarthrosen und ihre Heilerfolge. Bericht Unfallchir. Tagung Frankf. M. 1953, 94. — Greifensteiner, H., O. Klarmann u. O. Wustmann: Die Osteodrucksynthese mittels Doppeldrahtspannbügels zur Behandlung von Pseudarthrosen. Zbl. Chir. 959 (1948). — Greifensteiner, H.: Küntschernagelung oder Doppeldrahtspannbügelosteosynthese bei falscher Gelenkbildung. Chirurg. 27 (1948). — Die operative Behandlung der Unterschenkelpseudarthrose und Unterschenkelbrüche mit verzögerter Callusbildung durch Kompressions-Osteosynthese. Beitr. klin. Chir. 187, 219 (1953). — Guleke, N.: Über Pseudarthrosen und Knochenregeneration. Zbl. Chir. 72, 1467 (1947). — Ham, A. W.: Some Histophysiological Problems Peculiar to Calcified Tissues. J. Bone Surg. 34, 701 (1952). — Hasche-Klünder, R.: Tierexperimenteller Beitrag zur Frage der „angiogenen" Callusbildung. Arch. orthop. Unfall-Chir. 45, 355 (1952). — Hevesy, G.: Radioactive Indicators. New York, Interscience Publishers, 1948.— Inclan, A.: The Use of Preserved Bone Graft in Orthopedic Surgery. J. Bone Surg. 24, 81 (1942).—Jores, R.: Experimentelle Untersuchungen über die Einwirkung mechanischen Druckes auf den Knochen. Beitr. path. Anat. 66. — Karcher, H.: Der Calcium- und Phosphorstoffwechsel bei der normalen und gestörten Knochenbruchheilung sowie in frischen und konservierten Transplantaten. Langenbecks Arch. u. Dtsch. Z. Chir. 275, 1 (1953). — Kausch, W.: Zur Frage der freien Transplantation toter Knochen. Zbl. Chir. 1379 (1909). — Über Knochenersatz; Beiträge zur Transplantation von toten Knochen. Beitr. klin. Chir. 68, 670 (1910). — Kiehn, C. L., H. L. Friedell and W. J. Mc.Intyre: Study of the Vitality of Tissue Transplants by Means of Radioactive Phosphorus. Plast. Reconstr. Surg. 3, 335 (1948). — Kiehn, C. L., H. L. Friedell, J. Benson, M. Berg and D. M. Glover: A Study of the Viability of Autogenous Frozen Bone Grafts by Means of Radioactive Phosphorus. Ann. Surg. 132, 427 (1950). — Kiehn, C. L., F. Cebul, M. Berg, J. Gutentag and D. M. Glover: A Study of the Vascularization of Experimental Bone Grafts by Means of P^{32} and the Transparent Chamber. Ann. Surg. 136, 404 (1952). — Kiehn, C. L., and D. M. Glover: A Study of the Revascularization of Stored Homologus Bone Grafts by Means of P^{32}. Ann. Surg. 137, 12 (1953). — Kirschner, M.: Behandlung der Pseudarthrosen. Chir. Kongreß 1923, II, 532. — Kornew, G. P.: Transplantation und Knochenwachstum. Arch. klin. Chir. 154, 499 (1929). — Krompecher, St.: Die Knochenbildung. Jena: G. Fischer 1936. — Küntscher, G.: Die Darstellung des Kraftflusses im Knochen. Zbl. Chir. 2130 (1934). — Die Bedeutung der Darstellung des Kraftflusses im Knochen für die Chirurgie. Arch. klin. Chir. 182, 489 (1935). — Die Marknagelung der Pseudarthrose. Mschr. Unfallheilk. 52, 1 (1949). — Fortschritte auf dem Gebiet der Marknagelung. Langenbecks Arch. u. Dtsch. Z. Chir. 264, 547 (1950). — Lacroix, P.: Organizers and the Growth of Bone. J. Bone Surg. 29, 294 (1947). — Lentz, W: Die Grundlagen der Transplantation von fremdem Knochengewebe. Thieme-Verlag 1955. — Leriche, R.: Physiologie et Pathologie du Tissu Osseux. Paris: Masson et Cie, 1939. — Levander, G.: Über Knochenneubildung bei Knochentransplantation. Zbl. Chir. 409 (1934). — Über die knochenregeneratorische Fähigkeit des Periosts. Acta chir. scand. (Stockh.) 83, 1 (1939). — Levander, G., and H. Willsteadt: Alcohol-soluble Osteogenetic Substance from Bone-marrow. Nature (Lond.) 157,

587 (1946). — Levi: s. bei Hevesy. — Lexer, E.: Über die Entstehung von Pseudarthrosen nach Frakturen und nach Knochentransplantationen. Arch. klin. Chir. 119, 520 (1922). — Die freien Transplantationen. Neue Dtsch. Chir. 26 A und 26 B (1919 und 1924). — 20 Jahre Transplantatforschung in der Chirurgie. Arch. klin. Chir. 138, 251 (1925). — Operation und Erfolge bei veralteten, mehrfach operierten Pseudarthrosen. Zbl. Chir. 63, 913 (1936). — McEwen, W.: The Osteogenetic Fracturs in the Development and Repair of Bone. Ann. Surg. 6, 289 (1887). — Magnus, G.: Wesen und Behandlung der Pseudarthrose. Arch. klin. Chir. 189, 191 (1937). — Marchand, G.: Der Prozeß der Wundheilung mit Einschluß der Transplantation. Stuttgart: Enke-Verlag 1901. — Martin, B.: Über experimentelle Pseudarthrosenbildung und die Bedeutung von Periost und Mark. Arch. klin. Chir. 114, 664 (1920). — Über die osteogenetische Fähigkeit des Periost. Arch. klin. Chir. 144, 489 (1927). — Mayer, L., u. E. Wehner: Neue Versuche zur Frage der Bedeutung der einzelnen Komponenten des Knochengewebes bei der Regeneration und Transplantation von Knochen. Arch. klin. Chir. 103, 732 (1914). — Die Vorgänge in dem autoplastischen Knochentransplantat nach Operationen an Menschen. Zschr. orthop. Chir. 38, 579 (1918). — Miyauchi, K.: Die autoplastische Knochenmarkstransplantation im Experiment. Arch. klin. Chir. 106, 273 (1915). — Morgareide and Murphy: s. unter H. Schwiegk. — Murphy: Osteoplasty Surg. Gynec. and Obstetr. 16. 5. Ref.: Zbl. Chir. 1862 (1913). — Neumann, W. F., and R. F. Riley: siehe unter Wojta. — Oberdalhoff, H.: Experimentelle und klinische Studien zur Frage der Knochenregeneration. Arch. klin. Chir. 260, 109 (1947). — Zur Frage der Knochenneubildung. Chirurg 17/18, 123 (1947). — Odell, R. T., C. B. Mueller and J. A. Key: Effect of Bone Grafts of Radioactive Isotopes of Phosphorus. J. Bone Surg. 33 A, 324 (1951). Ollier, L.: De l'ostéogenése chirurgicale. Verhandl. Internat. Med. Kongreß, Berlin 1890. — Orell, S.: Studien über Knochenimplantation und Knochenneubildung. Acta chir. scand. (Stockh.) 74, Suppl. 31 (1934). — Experimentell chirurgische Studie über Knochentransplantate und ihre Anwendung in der Chirurgie. Dtsch. Z. Chir. 232, 701 (1937). Surgical Bone Grafting with „Os purum", „Os novum" and „Boiled Bone". J. Bone Surg. 19, 873 (1937). — Pauwels, F.: Der Schenkelhalsbruch. Ein mechanisches Problem. Grundlagen des Heilungsvorganges. Prognose und kausale Therapie. Stuttgart: Enke-Verlag 1935. — Grundriß einer Biomechanik der Frakturheilung. Z. orthop. chir. 72, 62 (1941). — Petrow: Zur Frage nach der Quelle der Regeneration bei Knochenüberpflanzung. Arch. klin. Chir. 105, 915 (1914). — Pfeiffer, C. A.: A development of Bone from Transplanted Marrow in Mice. Anat. Rev. 102, 225 (1948). — Phemister, D. B.: The Fate of Transplanted Bone and Regenerative Power of Its Various Constituents. Surg. etc. 19, 303 (1914). — Repair of Bone in the Presence of Aseptic Necrosis Resulting from Fractures, Transplantations and Vascular Obstruction. J. Bone Surg. 12, 769 (1930). — Bone Growth and Repair Ann. Surg. 102, 261 (1935). — Treatment of Ununited Fractures by Onlay Bone Grafts without Screw or Tie Fixation or Breaking Down of the Fibrous Union. J. Bone Surg. 29, (1947). — The Treatment of Ununited Fractures by Onlay Bone Grafts without Screw Fixation and without Breaking Down of the Fibrous Union. XIIe Congr. de la Soc. Internat. de Chir., Londres 1947, Procès verbaux, 525. — Treatment of Pseudarthrosis by Simple Bone Graft without Removal of Callus. J. internat. Chir. 8, 713 (1948). — Biologic Principles in the Healing of Fractures and their Bearing on Treatment. Ann. Surg. 135, 433 (1951). — Pochhammer, C.: Über die Entstehung parostaler Callusbildungen und die künstliche Calluserzeugung an Tieren und beim Menschen. Arch. klin. Chir. 94, 352 (1911). — Policard et Roche: La formation de la substance osseuse. Ann. Physiol. (Fr.) 13, 649 (1937), zit. n. Roth. — Reblee: s. bei Hevesy. — Redwitz, E. V.: Der derzeitige Stand der Pseudarthrosenfrage. Arch. klin. Chir. 182, 649 (1935). — Riess, E.: Experimentelle Studien über die knochenbildende Kraft des Periosts. Arch. klin. Chir. 129, 750 (1924). — Roth, H.: Die Konservierung von Knochengewebe für Transplantationen. Wien: Springer-Verlag, 1952. (Dort weitere Literaturangaben). — Roux: Entwicklungsmechanik der Organismen, 1895, zit. n. Pauwels. — Ruf, F., u. K. Philipp: Diagnostik und Therapie. Röntgen- u. Laborat. Prax. 10, 236 (1951). — Ruf, F., K. Philipp u. T. Halse: Zur Physiologie der Frakturheilung. Langenbecks Arch. u. Dtsch. Z. Chir. 263, 417 (1950). — Schink, W.: Eine experi-

mentelle Studie über wandständige Knochentransplantation. Langenbecks Arch. u. Dtsch. Z. Chir. **286**, 1 (1951). — SCHLOTHEIM, v.: Über Callusbildung auf Grund systematischer Röntgenaufnahmen bei heilenden Knochenbrüchen. Dtsch. Z. Chir. **144**, 289 (1918). — SCHMEISSER, K.: s. bei H. SCHWIEGK. — SCHULTE-KRUMPEN, TH.: Kritische Betrachtungen zu den Ausführungen von WEISSENBORN. Zbl. Chir. **80**, 1688 (1955). — SCHWIEGK, H.: Künstliche radioaktive Isotope in Physiologie, Diagnostik und Therapie. Berlin-Göttingen-Heidelberg: Springer-Verlag (1953). (Dort weitere Literaturangaben.) — SIEBER, E.: Pseudarthrosenbehandlung mit der Auflegespanplastik nach PHEMISTER, Zbl. Chir. **78**, 515 (1953). — SKINATORI and MERGA: s. unter H. SCHWIEGK. STUCKE, K.: Fehler und Gefahren der Tibiaspanentnahme. Bruns' Beitr. **185**, 364 (1952). — SULTAN: Über die Einpflanzung von toten Knochen in indifferente Weichteile allein oder in Verbindung mit Periost. Verhandl. Dtsch. Ges. Chir. I, 56 (1902). — THOMSEN, W.: Über das Meißeln und Sägen in der Knochenchirurgie. Langenbecks Arch. u. Dtsch. Z. Chir. **267**, 608 (1951). — TSUNODA, T.: Experimentelle Studie zur Frage der Knochenbildung aus verlagerten Periost-Osteoblasten. Virchows Arch. **200**, 97 (1910). — TUCKER, F. R.: The Use of Radioactive Phosphorus in the Diagnosis of Avascular Necrosis of the Femoral Head. J. Bone. Surg. **32**—B, 100 (1950). — VOGELER, R. W., u. B. MARTIN: Berhard Heines Versuche über Knochenregeneration. Berlin: Julius Springer 1926. — WEHNER, E.: s. unter L. MAYER. — WEISSENBORN, TH.: Beitrag zur Wirkungsweise von Spananlagerungen nach PHEMISTER bei Pseudarthrosen. Zbl. Chir. **80**, 345 (1955). — WERESOHINSKY, A. O.: Vergleichende Untersuchungen über Explantation und Transplantation von Knochen, Periost und Endost. Virchows Arch. **251**, 268 (1924). — WITT, A. N.: Die Behandlung der Pseudarthrosen. Berlin: Walter de Gruyter, 1952. (Dort weitere Literaturangaben.) — WOJTA, H.: Beitrag zum Phosphorstoffwechsel in Knochentransplantaten. Langenbecks Arch. u. Dtsch. Z. Chir. **277**, 394 (1953). — WUSTMANN, O.: Die Doppeldrahtdruckosteosynthese zur Behandlung von Pseudarthrosen und schweren Frakturen. Chirurg. **22** (1951). Bericht Unfallchirurg. Tagung, Frankf./M. 1953, 106.

Sachverzeichnis

SPRINGER-VERLAG / BERLIN · GÖTTINGEN · HEIDELBERG

Die Operationen an den Extremitäten

Von Dr. **W. Wachsmuth**, o. ö. Professor der Chirurgie und Direktor der Chirurgischen Universitätsklinik und -Poliklinik, Würzburg. (Allgemeine und spezielle chirurgische Operationslehre, Bd. X.)

1. Teil: Allgemeiner Teil und die Operationen an der oberen Extremität. Mit 797 zum größten Teil farbigen Abbildungen. XIX, 616 Seiten Gr.-8º. 1956.

2. Teil: Die Operationen an der unteren Extremität. Mit 660 zum größten Teil farbigen Abbildungen. XXII, 641 Seiten Gr.-8º. 1956.

In zwei Teile gebunden, die nur zusammen abgegeben werden.

Ganzleinen DM 580,—

Subskriptionspreis Ganzleinen DM 464,—

Subskriptionspreise werden gewährt bei Verpflichtung zur Abnahme des Gesamtwerkes

Chirurgische Knochen- und Gelenkerkrankungen

Zugleich ein Versuch einheitlicher Benennung der Krankheitsbilder

Von Professor Dr. med., Dr. rer. nat. h. c. **F. Oehlecker**, Hamburg. Mit einem Geleitwort von Professor Dr. Bürkle de la Camp. VII, 155 Seiten Gr.-8º. 1955.

Ganzleinen DM 19,80

Über Fortschritte der modernen Chirurgie und andere akademische Reden

Von Dr. **K. H. Bauer**, o. ö. Professor für Chirurgie an der Universität Heidelberg, Direktor der Chirurgischen Universitätsklinik Heidelberg. VII, 197 Seiten 8º. 1954.

Englische Broschur DM 6,60

Fünfzig Jahre Chirurgie

Von Professor Dr. **Nicolai Guleke**, früherem Direktor der Chirurgischen Universitätsklinik Jena. Mit 33 Porträts und 6 Abbildungen. 44 Seiten Gr.-8º. 1955.

Englische Broschur DM 3,60

Vorschriften und Richtlinien für den Praktiker und Vertrauensarzt

Von Dr. **Th. Vaternahm**, Homburg v. d. Höhe. V, 59 Seiten 8º. 1955.   DM 4,80

Taschenbuch des Vertrauensarztes

Von Dr. **Th. Vaternahm**, Homburg v. d. Höhe. Dritte, neubearbeitete Auflage. VII, 183 Seiten Kl.-8º. 1951.   DM 5,60